當心打鼾

孩子健康拉警報

一次解決過動、過敏、睡不好

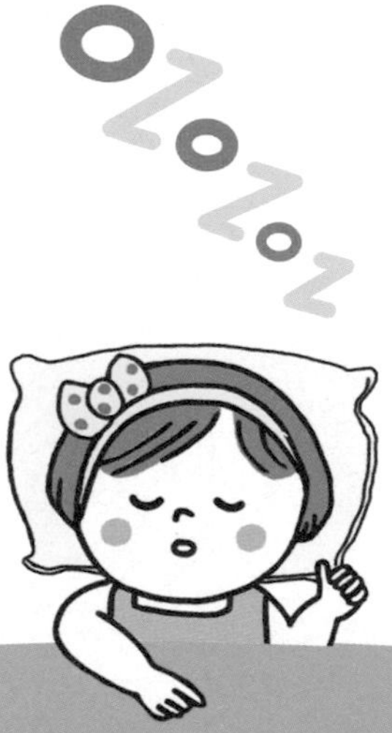

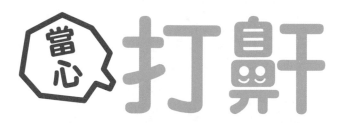

趙哲暘醫師——著

推薦序

臺灣第一本兒童睡眠呼吸中止研究著作

國立陽明大學醫學院副院長

郭博昭

「睡眠呼吸中止症」是近年逐漸得到國人與全世界醫界重視的議題。個人進行睡眠研究已經超過二十年，也發表許多相關論文。從動物實驗、人體實驗到最近正在進行的醫療器材研發，目睹相關的知識在世界各地被優秀的研究人員一一挖掘出來，對人類的健康逐漸產生貢獻。

趙哲暘醫師是陽明大學畢業的高材生，也有豐富的行醫經驗。他除了熱心救助病人，也不忘持續擷取最新的知識，並應用在專業醫療服務上。睡眠呼吸中止就是趙醫師目前正在推廣的重要議題之一，他從大量的專業文獻中取得睡眠呼吸中止相關的最新研究成果，並進一步用來幫助兒童的醫療保健，開啟先前較少人探討的議題：兒童睡眠呼吸中止。

在學術界，以往睡眠呼吸中止症主要探討的對象為成年人、老人以及肥胖者，也確定了老人和肥胖者容易得到睡眠呼吸中止症，並引發許多大家不願意看到的後遺症，對於老年醫學界與肥胖醫學界產生了重大的衝擊。

趙醫師在上述基礎觸類旁通，留意到兒童也是此一病症重要的族群，因此進行許多文獻探討，以及個案研究，並融入自己第一線經手的臨床經驗與診療知識，尤其難能可貴。更令人驚喜的是，在忙碌穿梭於臨床服務及基礎研究之間，他還能將這些相關經驗與知識集結成冊，出書分享給更多民眾與專業同好，因此誕生了臺灣第一本兒童睡眠呼吸中止研究專書。

本書是一本雅俗共賞的良好讀物，內含大量圖表，是趙醫師著手實驗蒐集的第一手資料，有極大的原創性。而且編排方式也相當友善，即使並非醫療專業的讀者，也能藉此一探兒童睡眠呼吸中止之奧祕。由淺入深，其專業程度也足以讓醫界同好得到許多實證醫學上的證據，並應用在自身的研究與服務上。相信不管是專業醫師或一般讀者都能夠從閱讀中得到寶貴的知識及觀念。

恭喜趙醫師又一次出版新書，也對他持續的精進與無私的分享表達敬佩之意，希望本書能貢獻於臺灣與全世界的兒童睡眠呼吸中止的相關研究與服務。

推薦序

一夜好眠不是夢

國立陽明大學睡眠研究中心主任 **楊靜修**

「安眠即是養生」的概念廣為人知，睡眠與健康、學習記憶、工作表現及生活安全都息息相關。睡不好是個相當模糊的概念，對很多人來說卻是非常困擾的問題，一夜好眠對睡眠品質不佳的人似乎是個難以實現的願望。

睡眠呼吸中止症更是睡眠中最常出現的症狀，睡著時因呼吸道不通暢，導致大腦缺氧而無意識地被喚醒，而後再度入睡，睡神和醒神在大腦中相互拔河，導致睡眠過程變得斷斷續續、支離破碎，更遑論是否能夠進入深度睡眠，它和許多慢性疾病的產生有關，更是中年以後患病的加速器，是很危險的警訊！就像希臘神話故事中常說的，睡神和醒神是一對兄弟，得罪了弟弟（睡神）就要小心祂哥哥來找你。

過去這一年我們（郭楊實驗室）在臺北市北投區進行睡眠呼吸中止的社區篩檢，很驚訝地發現五十歲以上的人約八成有睡眠呼吸中止問題，其中更有三成左右的人達到需要接受治療的中重程度；然而這些人大多不知道自己有睡眠呼吸中止現象，他們可能容易感到疲倦，但沒有嚴重到影響生活作息，或是不了解睡眠呼吸中止症，並沒有努力改善問題，可能會招致各式慢性疾病發生。

小朋友的大腦正處於發育階段，比成年人更不能忍受睡眠中缺氧和睡眠頻頻中斷的現象，因此睡眠醫學針對兒童的睡眠呼吸中止定義比成年人更嚴謹，認為應該要達到零容忍的地步。試想如果小朋友從小就有睡眠呼吸中止問題，將衍生出注意力不集中、過動、情緒波動大等生活問題，更嚴重影響學習過程，長久下來會出現更多健康的隱憂！

有幸能聽到趙哲暘醫師演講，以及看到這本書的初稿，深深被趙醫師的能力、熱忱以及愛心所感動。東方人因顱骨構造腔室狹小，容易影響睡眠時的呼吸道暢通，趙醫師能從小朋友嘴巴的結構，觀察與反映出他小時候進食、發聲以及是否容易鼻塞與罹患睡眠呼吸中止等問題，甚至可能引發各式各樣的身體症狀。這和非洲人從駱駝的牙齒來選擇健康駱駝的概念相似，相關的概念還可以結合中醫的理論來闡述，或是和身心靈的運作有關。

趙醫師的治療是利用實證方式讓接受治療的病患完全信服他的說法，因為他的矯正方式先以不傷害身體的結構及牙齒為主，也就是不開刀、不拔牙，僅用類似物理治療的方法，慢慢調整讓牙齒乖乖地排列整齊，臉的外型跟著變得端正整齊，神奇的是連帶促進了整體健康的改善。

趙醫師以最自然的方法透過口腔構造力學的調整去解決整體口腔結構的問題，很多小朋友可能因進食太軟的食物或說話發音不正確等各種因素，造成了口腔結構的過度縮小，導致牙齒排列不整齊而影響到呼吸道。問題的根源並不是表面看到的齒列不整，而是使用口腔的習慣方式不正確。趙醫師努力找到最源頭的問題，這樣的醫療方式才是最根本的解決之道，所以甚至只要整理牙齒的排列，就可以造就全身的健康。

真的覺得趙醫師對小兒睡眠呼吸中止的了解可謂精闢深入，並從根本來解決問題實在是太了不起了。他把自己的發現和學習成果寫成這本書，是臺灣針對兒童睡眠呼吸問題的口腔矯治方面的先趨。相信本書出版後，可以讓牙科醫師及兒童照護者更認識口腔矯治與睡眠呼吸問題的關聯性。希望這本書能夠暢銷，讓更多人注意到小兒睡眠呼吸中止的重要性。

趙醫師是個對人具有深度關懷的醫師，感恩他的付出。也感謝他給我這個機會幫忙寫序，希望各位讀者能夠注意自己是否有睡眠呼吸中止的問題，不要讓這個明確且可預防的症狀影響到我們全身的健康。

推薦序

突破醫療的本位主義，建立跨領域合作

國立陽明大學牙醫系教授
李士元

這是趙哲暘醫師的第五本書，他的讀者可能會發現我似乎已是為他撰寫推薦序的基本班底。我從學長的身分到導師，以至多年後哲暘回到陽明大學繼續深造，感覺就像看著他成長，從大學時代勤奮認真到大家搶著要的工讀生，至今日對臨床工作充滿幹勁又有想法的熱血牙醫師。長期以來，他不僅專注在牙科治療，對於口腔健康與全身疾病的關聯性有著高度的興趣，特別是針對上呼吸道健康的影響著墨甚深。很欣賞他對研究新知的熱忱，更讓我感動的是，他樂於與人分享自己的發現與成果，尤其是不否定別人而又能打破本位主義，進一步促成跨科別共同合作研究，以探索對病人最有利也最有效促進健康的方法，這也是我持續支持他與推薦此書的主要原因。

談到哲暘這本新書的主題：小兒阻塞型睡眠呼吸中止症，這個專有名詞乍看之下有點讓一般民眾摸不著頭緒，感覺像很遙遠的東西，和自己或家人完全扯不上任何關係。不過，如果說成人的打鼾、黑眼圈、記憶力衰退、三高、肥胖、失智、心血管問題、中風猝死，甚至癌症；或是小朋友的注意力不集中與過動、過敏、異位性皮膚炎、氣喘、長不高、記憶力與學習成績不好，可能都與睡眠呼吸中止息息相關，應該會引起大家高度的興趣。哲暘先就兒童部分寫成專書，我想是基於預防勝於治療的理念，除了能有效控制醫療成本，更重要的是希望減少兒童時期睡眠呼吸中止問題在孩子成長後的未來可能衍生的後遺症。

一般來說，打鼾及睡眠呼吸中止症的診治似乎不是牙科醫師執行的業務，但是哲暘除了從牙科的臨床經驗發現，嬰幼兒的哺乳、飲食習慣或方式，都有可能影響到日後的咀嚼、發音、呼吸以及衍生的健康問題；也在陽明腦科學研究所修讀博士學位，進一步整理最新的學術資料，跳脫牙科本位的思維模式，考量全人照護並採取跨專業領域協同合作方式來看待此問題。他結合了小兒科、耳鼻喉科、復健科、語言治療科，甚至提供其他實用的另類療法等多面向的觀點，以及如何自我檢視與處理的建議，給一般民眾參考。期待書中的資訊能喚起民眾對小兒阻塞型睡眠呼吸中止症的重視，及早預防或治療。

個人多年來專注於假牙贋復與數位牙科外，對於全人照護也相當重視，加上不時有機會與哲暘討論牙科電腦斷層的影像應用於研究上呼吸道結構的分析，可以理解上呼吸道健康的確受牙齒咬合與口腔相關功能影響。

本書內容除了詳細的說明論述，還結合了淺顯的圖示，相信社會大眾應該可以輕鬆閱讀並充分了解；書中所引用的許多支持文獻也有非常便利的參考連結，方便對此議題有興趣的專業人員查考與佐證。本書的出版有助於提醒大家重視口腔照護對於促進全身健康的重要性，相當有價值。期待大家可以因此受益，更重視與掌握家人的健康，而臺灣的醫療界也可以在此議題上有更多合作，提供民眾更優質的保健常識與醫療服務。

願本書能獲得社會大眾廣泛的支持，在此謹祝福所有讀者身體健康。

推薦序

勇者無懼、智者不惑的醫事風格

振興醫院骨科部主任 敖曼冠

行醫過程不斷地成長，終身學習是多數醫師具有的態度；但能像哲暘這樣努力及快速進展的醫師卻極其難得。見到他的新書又即將出版了，既驚喜又讚嘆他的熱忱與創意。

這本新書的主題是小兒阻塞型睡眠呼吸中止症。這種許多人往往不經意忽視的問題，他能剖析得如此透徹，實在令人折服。透過趙醫師的新書讓我們更了解睡眠呼吸中止的現象牽涉層面之廣，造成小朋友日後健康及人生影響之深遠，實在超乎多數人的認知，這是所有身為家長以及醫療從業人員應該關注的問題。當然更應該感謝哲暘這樣有智慧又肯用心努力的醫療先鋒，耗費無數的心血追求及探討最徹底、最完善解決這種問題的方法。

如果讀過哲暘先前出版的幾本著作，不難看出本書是他以牙科醫師的立場更進一步地執行突破、整合的工作。傳統醫療的分類原本認為打鼾及睡眠呼吸中止問題不是牙科醫師診療的範圍，但是趙醫師從牙科的臨床經驗發現，從哺乳的方式、從小的飲食方式都有牽涉性相關，而飲食方式更是影響到咀嚼、營養、發音、呼吸，以及身體帶氧量等一系列衍生的健康問題。

哲暘突破了牙科本位的思維模式，以全人、家庭、社會、環境的整體觀來考量問題，以跨領域協同專業合作方式來處理問題。凡事力求正本清源，單就齒列不整問題就極力主張使用無傷害、不拔牙的處理矯治，更針對各種健康缺失的狀況，開發出能教導病人自我檢視、處理問題的可行方案，其行事處處都有新創突破的痕跡。由於睡眠呼吸中止問題的複雜性，必須號召協同各種專業人員共同努力，哲暘在書中整合了小兒科、耳鼻喉科、復健科、語言治療科等專業人員，以及廣涉各種另類療法。看來他想改變民眾觀念、引領風潮的心志和理想已日趨壯大成熟了。

哲暘從事開業醫師的工作雖累積了無數寶貴的臨床經驗，單有實際案例，雖然成功有效，但不易撼動主流醫療從業人員的習慣作為。進入陽明大學腦科學研究所研習才如虎添翼，他的發心與理想做法有了更多、更扎實的學理根據。這是臨床醫療與學術研究交融揉煉的最佳方式。相信他在學術的殿堂、新潮流的勢頭裡連結上相當多志同道合之士，因此本書附上許多參考文獻的連結。可供忙碌的專業醫師多方查證，成為創新觀念和做法更為有力的說服與支持。一般讀者只需概略性了解，再依照書中建議的各種方法檢視或改善自己的問題應該就能受益。

本書是針對小兒睡眠呼吸中止症，結合實際案例及醫理研究探討的詳實彙整及報告。不論是對醫療專業人員或一般大眾都適合閱讀的一本書。至於有哪些突破性論點來扭轉我們的觀念？這種症狀會牽涉到多廣泛的問題？以及有哪些深遠的影響？就讓有幸的讀者自己去發掘了！

非常恭喜哲暘有這麼好的成績，希望他能夠造福更多病患，服務更廣的人群。祝福他，也深感榮幸地大力推薦本書。

推薦序

與時俱進的醫療研究，讓孩子遠離睡眠呼吸中止症

林口長庚醫院兒童心智科主任　黃玉書

自從二〇〇三年有幸到美國史丹佛（Standford）睡眠中心接受兒童睡眠醫學訓練，在吉爾米諾教授（Dr. Christin Guilleminault）嚴格教導之下，我從一位完全不懂腦波、不懂呼吸生理學的兒童心智科醫師，直到成為真正的睡眠專科醫師，整整花了十多年時間，回首來時路中的心酸，現在看來一切都是值得的。因為我們的努力用心，讓臺灣睡眠醫學（尤其是兒童睡眠醫學）方面的新知一直跟著世界潮流，並且讓罹患「兒童睡眠呼吸中止症」的小朋友能接受最新、最正確的治療。

兒童睡眠呼吸中止症的治療，從我剛回國時大力鼓吹第一線治療必須使用「扁桃腺及腺樣體手術」，到目前最新的理論——顱顏牙科的口腔肌肉訓練及牙科矯正的預防治療，這些觀念的改變也整整經歷了十多年。我本人及長庚團隊因跟隨吉爾米諾教授積極研究兒童睡眠

呼吸中止症，才讓臺灣兒童睡眠醫學站上世界舞臺，並真正幫助這群睡眠呼吸缺氧的小朋友。

二〇一八年有幸認識趙哲暘醫師，知道趙醫師對兒童睡眠呼吸中止症有極大的研究興趣，並積極投入牙科領域的治療，這在臺灣牙科醫師中並不常見，非常值得鼓勵。又看到趙醫師所寫的《當心！打鼾，孩子健康拉警報》新書中圖文並茂，讓家長及小朋友一目瞭然，了解為何牙科治療及口腔肌肉訓練可以預防及輔助治療兒童呼吸中止症的真正原因。

由於趙醫師用淺顯易懂的文字及豐富的圖片解說，讓艱難的醫學理論變成一般人能通曉的文字語言，這是許多專家學者常常無法做到的，因此推薦本書給臺灣的家長們，讓大家知道與了解兒童呼吸中止症的真正原因，同時解決家長的疑惑，及早預防與治療，才能讓小朋友健健康康長大，並快快樂樂及順順利利的學習。

自序

當牙科醫師遇見睡眠呼吸中止症

小兒阻塞型睡眠呼吸中止症（OSA）是個很特別的疾病，很多家長總以為小孩睡覺時打鼾，是睡得很熟、很香甜，沒想到完全相反，打鼾事實上是睡眠品質很差，還可能出現咽喉氣道狹窄導致呼吸困難，甚至是危害健康甚鉅的呼吸暫時停止問題。

長期有打鼾、呼吸暫停的現象，往往不是單純的睡眠問題。很多情況是各專科醫師警覺到相關併發症後，將病患轉介到睡眠中心進一步檢查，才發現有睡眠期間呼吸中止的問題，通常是腺樣體或扁桃腺肥大、鼻子容易鼻塞過敏、牙齒排列咬合不正、齒列不整等，往往會伴隨口齒不清與容易噎到、嗆到的吞嚥異常相關症狀，甚至還有注意力不集中或過動、尿床、容易驚醒、過敏、氣喘、異位性皮膚炎、易怒、憂鬱等身體與精神症狀。千萬別忽視看似普遍的打鼾，它可能引起危害健康的大問題。

多年來，我一直努力研究牙齒與上呼吸道健康的相關性，在臨床診療期間的觀察與研究，發現牙科在不拔除牙齒的齒顎擴張矯正治療下，能有效幫助孩子改善鼻子容易鼻塞過敏、睡覺打鼾，甚至學校成績不理想的狀況，儘管現今牙醫界對於矯正拔牙的做法是否影響咽喉氣道尚無定論，但我嘗試跳脫牙齒排列單純改善美觀的思考，根據累積的臨床經驗，逐漸將注意力從牙齒排列影響上呼吸道的問題，擴大到牙齒矯正對整個口顎顏面生長發育的影響，以促進口顎顏面系統與大腦健康為診療目的，提升病人的健康又兼顧美觀，而不是為了美觀而犧牲健康。

雖然需要學習的領域較廣，但是核心仍不離牙科的範疇，特別是進入陽明大學腦科學研究所博士班後，才發現有非常多學術研究都已深入我多年來探討的議題，甚至很多新的醫學學理機制已經重新架構，感謝陽明大學提供很好的研究環境，以及學校教授無私的指導，使我有機會以更審慎的態度做更深入的研究，以更寬廣的視野看待多年來一直嘗試推廣關於上呼吸道健康的牙科觀點。醫學研究進步快速，原地踏步不只是退步，連追得不夠快都趕不上最新的醫學，更無法落實在臨床上提供更有效的醫療服務。

我花很長時間系統性整合口顎系統的生長發育相關知識，也希望透過拙作推廣相關知識給一般大眾，期望社會大眾能從不同角度認識牙科，也更了解牙科診療趨勢，已從傳統的牙齒修補工，提升到改善上呼吸道疾病，進而影響大腦與身體健康的專科領域。希望未來可以成立相關醫學會，舉辦更多相關講座，讓有興趣的醫師與民眾有機會接觸與深入認識。

如果能有更多具備相同理念的跨科醫療人員合作，例如小兒科、耳鼻喉科與家醫科各科醫師、物理治療師、語言治療師，甚至設立如同國外醫療體系的口腔衛生師，可以架構出跨科診療團隊，則打鼾與睡眠呼吸中止的治療整合就更完備了。此外，其他相關領域如頭顱結構、全身筋膜、舌頭功能與頸部血液循環影響上呼吸道健康等方面，都和本書主題相關，若有更多人投入這些學術研究，相信未來的醫學將更進步。

除了做臨床診療與學術研究，我持續不斷努力於預防工作，醫學絕不只是醫師的事，民眾也該對自己的身體有一定程度的認識，面對醫師專業診療時，才能確實配合醫囑，達到良好的醫病溝通及醫療效果，尤其遇到治療方式的抉擇時，不至於毫無頭緒或受騙上當。

只是推廣這樣的醫學知識並不件容易，因拙於表達，更不懂行銷，工作量大又忙碌，只能盡量抽空舉辦演講，或上電視與廣播節目，但這些方式傳達的訊息非常有限，因此希望透過書籍有效地讓社會大眾了解相關知識。

本書涵蓋層次除了牙科與傳統牙齒矯正，還涉及上呼吸道功能與結構、舌頭功能的細部說明、用嘴巴呼吸的影響與改善之道，以及跳脫傳統醫療診治慢性過敏原的肌力測試，來輔助評估過敏原或頭顱健康。文中提供許多便於查閱的學術文獻供佐證，讓大家了解全世界在上呼吸道健康相關領域的診療方向。

本書核心是探討打鼾的影響與改善之道，多年來我在孩童牙床擴張及下巴發育的治療上，小有心得，也有愈來愈多牙醫師積極投入，參與我在這個領域開立的醫師教育推廣課程；能夠喚起醫師們重新審視上呼吸道的健康，自己多年的臨床經驗與學術研究成果能對人們的健康及醫療界有一點貢獻，感到很欣慰。

最後也是最重要的，能花這麼多時間與精力做這麼多事，要感謝太太與女兒的支持與體諒，總是犧牲陪伴她們的時間；還要特別感謝師承小兒ＯＳＡ權威——史丹佛大學吉爾米諾教授的黃玉書醫師，她和吉爾米諾教授發表許多重要的學術論文，影響整個小兒ＯＳＡ的診療趨勢，黃醫師與吉爾米諾教授是從耳鼻喉科與精神科的觀點做研究，與我從牙科觀點，針對口顎顏面結構做思考的不拔牙矯正觀念不謀而合，此次承蒙黃醫師大力協助，提供本書許多專業建議，令我非常感動。

當然還要感謝陽明大學李士元教授與振興醫院骨科主任敖曼冠醫師長期的支持與鼓勵，我的指導老師郭博昭教授與楊靜修教授費心指導，還有黃邦定醫師的逐字校對，以及許多給我建議的醫師，雖不及一一感謝，但是有您們的協助，加上診所團隊與出版社的付出與努力，期待這本書可以被大大地推廣，確實達到對許多人有幫助的目標，讓我們一起為孩子的健康努力。

趙哲暘醫師粉絲團

目錄

第四章　口呼吸是健康大敵

第六章 三寸不爛之舌是生命力的象徵

第七章 牙醫如何治療孩子打鼾？

附錄　避免過敏原

第一章

孩子打鼾，對健康的危害超乎想像

小朋友睡覺打鼾看起來以為是睡得熟，為人父母者可能因此感到心滿意足，其實，很多身體與精神的疾病，因打鼾而產生。學術研究發現，小朋友出現打鼾甚至睡眠呼吸中止症狀時，影響最大的不是睡眠而是健康，其對孩子健康產生的負面影響超乎想像。

世界各地學者研究，大約十二％至十五％的兒童受到打鼾、呼吸中止等睡眠呼吸疾病的影響，三至五歲的學齡前兒童患病率最高，臺灣有大約七十％的孩子有鼻子相關症狀，打鼾與睡眠呼吸中止發生的比例可能更高。但無論兒童或成人，就診率與確診率都不高，顯示打鼾對健康的危害很容易被忽略。

當小朋友有嚴重打鼾，甚至出現睡眠呼吸中止問題時，除了與成人一樣可能出現白天想睡覺、早晨叫不起來或晨起頭痛的症狀，很可能還會出現注意力不集中、過動、學習困難、與同學互動不佳的合群問題，甚至出現情緒低落或焦躁的行為。過動的孩子坐不住、講不聽，即使嚴厲處罰，孩子還是無法理解，此時，除了接受小兒神經內科或精神科醫師評估，最好也能由牙科或耳鼻喉科醫師評估上呼吸道健康，以及檢測是否有睡眠呼吸中止症的可能。

如果孩子臉型有以下特徵，如**嘴巴總是開開的**、**下巴小小的**、**鼻孔窄常常阻塞**，甚至牙齒排列不整齊，就可能是打鼾或是睡眠呼吸中止症的高危險群，加上合併常常有衝動、過動、容易分心等情緒及行為問題，就更建議盡快做進一步診察，以減少打鼾與睡眠呼吸中止對孩子造成的健康危害。孩子睡覺打鼾，對健康造成的負面影響有以下幾方面：

注意力不集中與過動

小朋友晚上睡覺因上呼吸道狹窄而出現打鼾或睡眠呼吸中止，空氣無法順利進到肺部進行足夠的氣體交換，進而產生身體血氧濃度不足的窘狀，睡眠被打斷、睡眠品質差會無法分泌足夠的生長因子影響發育，腦部也可能因缺氧而出現認知神經功能低下的狀況。白天常常注意力不集中與過動，可能緊跟著出現嗜睡，甚至被誤以為是懶惰或出現配合度不佳的挑釁行為，此外，頭部的聽覺與視覺系統都可能會受到影響。

小朋友打鼾常見的睡眠特徵是：睡眠品質

什麼樣的臉型容易造成睡眠呼吸中止？

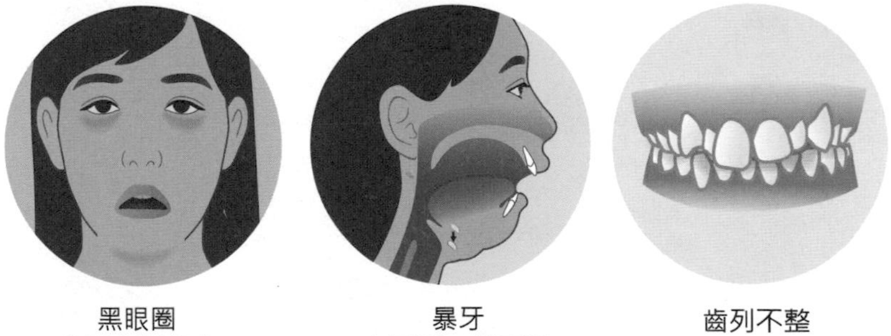

圖 1-1　容易造成睡眠呼吸中止的臉型

變得不理想，尿床、驚醒、睡不安穩且常翻動。就像我小時候常年鼻塞、過敏與出現異位性皮膚炎，不僅晚上睡覺會嘴巴張開，白天也習慣用嘴巴呼吸。還記得有次半夢半醒之間，聽見我的醫生父親到床邊幫我將嘴巴合起說：「奇怪，這孩子怎麼都用嘴巴呼吸？」其實，我小時候就是個典型的打鼾患者，睡覺總是踢被子、滾來滾去，起床時頭常常沒躺在枕頭上。睡眠品質不佳，國小成績當然也差。後來成為

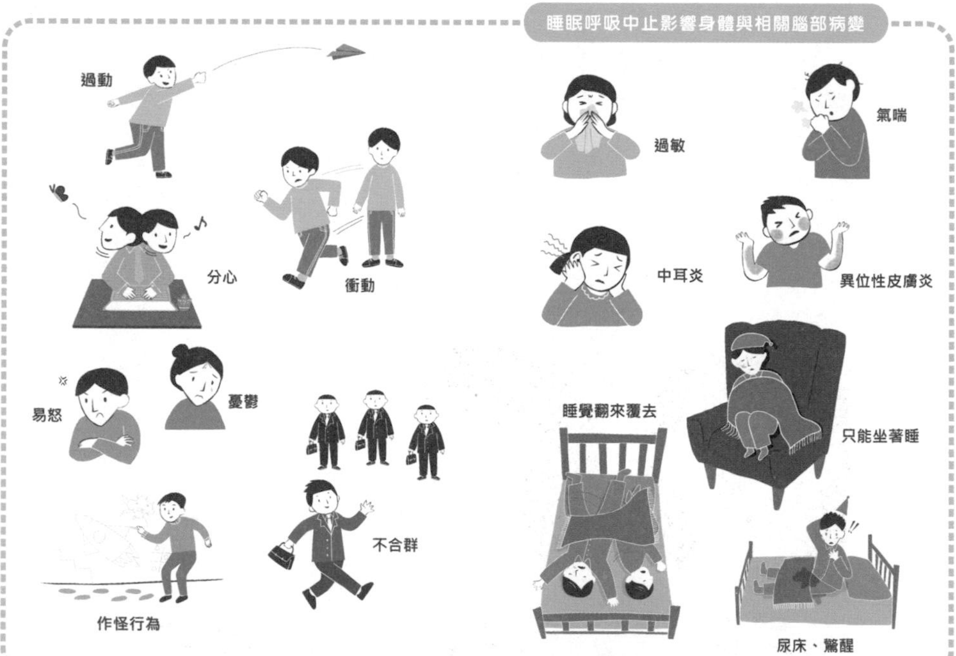
睡眠呼吸中止影響身體與相關腦部病變
過動
分心
衝動
易怒
憂鬱
作怪行為
不合群
過敏
氣喘
中耳炎
異位性皮膚炎
睡覺翻來覆去
只能坐著睡
尿床、驚醒

圖 1-2　小朋友睡眠呼吸中止症常見的影響

牙醫師，四十歲時自行擴張上牙床，才終於改善了這個問題。

睡眠磨牙

睡眠磨牙症是在睡眠時，口腔周圍咀嚼肌肉出現緊咬等重複性運動的症狀，發生頻率的高峰一般是在兒童期，但會隨著年齡增長而減少。二〇一六年，加拿大Mayer P.等人的研究指出，大約有十四～二十%的孩子有磨牙症狀，磨牙的病理與生理機制還不是很清楚，一般認為可能是精神壓力、焦慮等心理因素，缺氧與交感神經亢進、舒緩腦壓的自我保護機制，也可能是生長發育的必要過程，或是打鼾與容易醒來等睡眠因素。

二〇一八年，中國的學術研究也指出，有磨牙症狀的患者如果同時有胃食道逆流症狀，較容易造成牙齒全部嚴重磨耗，而嚴重打鼾的病人更容易有磨牙與胃食道逆流的症狀。睡眠磨牙症很常見，而且與大部分身體的其他疾病沒有相關性，但學術報告仍然指出，注意力不集中、過動、失眠、睡眠期間腿亂動或亂踢的不寧腿症狀、打鼾、呼吸中止、胃食道逆流和睡眠癲癇或無法熟睡的神經系統疾病都與睡眠磨牙症有關。臨床上也可見到嚴重打鼾的小朋友，牙齒容易磨耗，甚至容易蛀牙，可見打鼾還是關鍵中的關鍵。

睡眠磨牙症最大特徵是咬牙切齒或磨牙時發出尖銳的怪聲音，一般認為這個症狀與小朋友出現睡眠呼吸疾病有關係。診斷標準如下：

1. 睡眠期間出現頻繁的牙齒磨削聲。
2. 口腔內可以看到異常的牙齒咬耗、磨耗。
3. 起床時臉頰兩側的咀嚼肌肉短暫疼痛或疲勞。
4. 出現牙關緊鎖而無法張開嘴巴的狀況。

我長年專注擴張上呼吸道的牙齒矯正治療，常遇到家長詢問磨牙的相關症狀，處理原則很簡單：先改善上呼吸道健康，一旦鼻道與咽喉氣道擴張，就能提升身體氧氣的供給量，磨牙症狀往往也會改善很多。

臨床上比較難改善的，通常和頭顱歪斜有關，可以趁小朋友坐正時，觀察他們的眼角外側與嘴角是否上下平行，如果平行，擴張上呼吸道後，磨牙症狀大部分會緩解；

如果不平行，治療難度就會提高，除了牙科治療，也會建議到骨科或復健科進行脊椎側彎評估，務必要進行跨科的整合治療[1]。

腸胃功能不佳

打鼾的孩子往往也會有胃酸逆流的問題，胃酸往食道回流，甚至影響到咽喉及口腔，原因之一是嘴巴習慣張開，導致舌根往咽喉後下方墜落，往下連接到橫膈膜與肚子的筋膜鬆弛，橫膈膜張力不足，讓協助關閉胃與食道間賁門括約肌的功能變差。第二個原因是，吸氣時在咽喉部位出現打鼾症狀，表示空氣進到肺部的能力變差，可是因為肺部擴張，肺與氣管負壓正高，空氣進不來，反而從食道抽氣，演變成胃酸從食道逆流。

打鼾與睡眠呼吸中止症會導致腸胃功能不佳，這是因為打鼾與睡眠呼吸中止的症狀會造成身體連續間歇性缺氧，交感神經亢進，以促使身體獲得更多氧氣；副交感神經功能因此低下，而失去原本促進腸胃道蠕動的作用，因此，打鼾久了，胃功能自然變差，連帶地也會讓孩子的腹內壓不足，更容易彎腰駝背，不僅臉部沒有精神，身體姿勢變差導致肋骨不易擴張，連白天的呼吸能力也會變差。

腹內壓是指腹部內的壓力，當腹內壓正常時，通常身體姿勢比較理想，腹部上方的橫膈膜張力正常，呼吸時會自然上下移動。如果姿勢不良導致腹內壓不足，橫膈膜就會失去張力，簡單感受腹內壓的方式就是將屁股夾緊時用鼻子吸氣，這時候會感受到腹部緊實，就代表有足夠的腹內壓。

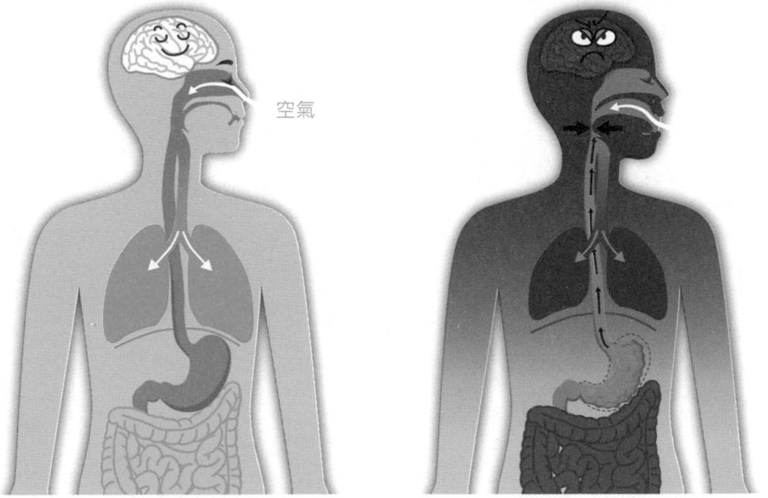

圖 1-3　用口呼吸（右圖）時，因嘴巴張開導致舌根往咽喉後下方墜落，橫膈膜張力不足，協助關閉胃與食道間賁門的括約肌功能變差。此外，吸氣時打鼾，表示空氣進入肺部的能力變差，但此時肺部擴張，空氣又進不來，反而從食道抽氣，於是胃酸容易從食道逆流。

小兒打鼾也會影響腸道菌種

一份跨領域的學術報告指出，習慣性打鼾的小朋友，腸道細菌的菌種與一般健康孩童不同，與對照相比，在打鼾者中檢測到更多變形菌門、腸桿菌科、丹參科，以及更高比例的厚壁菌門與擬桿菌，此外，腸道微生物多樣性和豐富度比較少，研究者懷疑，這可能是未來長期導致心血管、代謝、免疫、行為與認知神經功能出現異常的關鍵。

腸道不只是消化器官，也是人體最重要的免疫器官，如果腸道有壞菌影響，會耗費身體大量免疫功能，孩子就容易生病，此外，被稱作第二個大腦的腸道有大量的神經與大腦傳遞訊息，這就是「腦腸軸線」，近幾年來腦科學提到憂鬱、自閉、腸躁症、容易勞累等症狀都與它有相關性。如果有打鼾習慣的孩子，務必注意未來對腸道可能產生影響[2]。

身體姿勢影響腹內壓與呼吸

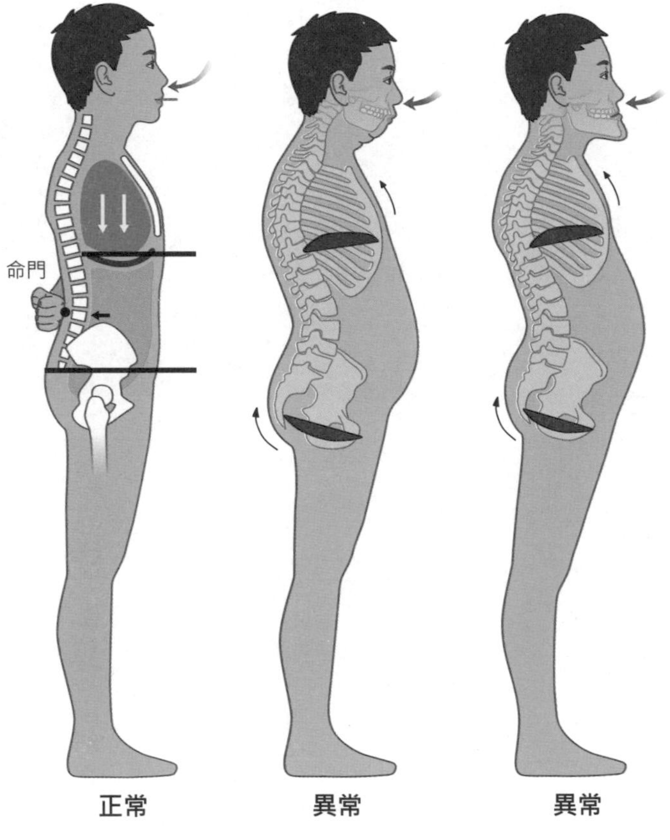

圖 1-4　如果姿勢正確，腹內壓足夠，呼吸時，橫膈膜會自然上下移動，獲得最大的肺活量；如果彎腰駝背有小腹，代表腹內壓不足，橫膈膜會因此緊繃，呼吸時，橫膈膜無法順利往下移動，肺活量會因此不足，且長此以往，肺部前方的肋間肌肉與肋間神經的功能都會變差，呼吸能力更不好，都會因此造成身體的血氧不足。

過敏、異位性皮膚炎、氣喘

新加坡國立大學醫院兒童醫學研究所曾經隨機選擇一萬多位四到七歲兒童的父母，進行打鼾的問卷調查，結果有將近三成的孩子會打鼾，而習慣打鼾的比例也接近一成，其中以男生較多。如果同時有氣喘、過敏性鼻炎或異位性皮膚炎等，打鼾的症狀更為嚴重，甚至病童的母親也有過敏性鼻炎或異位性皮膚炎，或是母親有吸菸習慣，小朋友打鼾的機會也相對較高[3]。

不同的學術報告也指出，打鼾到呼吸暫時停止的症狀嚴重時，異位性皮膚炎、中耳炎、鼻炎與氣喘的比例都特別高，且達到統計學上有意義的程度，顯然，這些過敏症狀都與嚴重打鼾造成的身體間歇性缺氧相關。我在臨床上以擴張牙床方式改善鼻道與咽喉氣道狹窄的問題後，過敏的三大症狀：鼻炎、異位性皮膚炎與氣喘的大部分症狀確實獲得改善，甚至連中耳炎的問題也改善了。

美國的路易斯維爾大學兒科睡眠醫學科和庫薩（Kosair）兒童醫院研究所也有學術報告提到，在一萬六千人的研究中發現，習慣性打鼾會提高容易復發的中耳炎患病率，需要至耳鼻喉科治療中耳炎的可能性也增加。透過手術移除腺樣體、扁桃腺，或是由牙醫師做擴張牙床的治療，各有四五％與六五％左右的病童就沒有必要再做複雜的中耳炎治療（如果是急性期還是需要先治療中耳炎），特別是牙科治療有機會幫忙改善其中三分之二病童的症狀。

因此，當孩子有鼻炎、鼻竇炎、中耳炎，以及氣喘、異位性皮膚炎或風溼免疫症狀時，多注意一下是否同時有睡覺打鼾的問題，如果有，可到牙科找熟悉睡眠醫學的醫師，評估牙齒咬合與上牙床等口顎顏面生長發育是否正常，如果有，恢復理想的牙床生長，不僅讓牙齒可以容易排列整齊，也有機會降低甚至改善過敏等相關症狀。

身體慢性發炎

慢性發炎是癌症前兆，而最容易引起身體

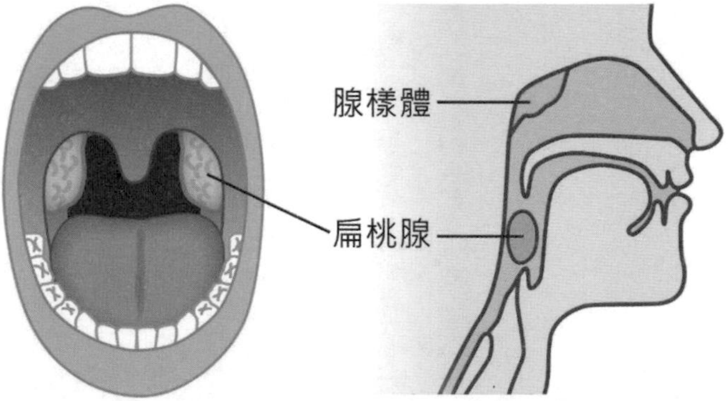

圖 1-5　扁桃腺位於口腔後方，腺樣體位於鼻腔後方，當腺樣體和扁桃腺因感染而腫大，會影響呼吸。通常醫師為改善孩子的呼吸，或減少耳朵與喉部感染，會進行切除扁桃腺和腺樣體手術。

慢性發炎的不是食物，而是睡覺打鼾，當打鼾嚴重到出現睡眠呼吸中止症時，身體會出現持續間斷性缺氧的狀態，此時最容易產生慢性發炎。一份跨校研究（根據二〇〇〇年到二〇〇七年健保資料），比較十八歲以下異位性皮膚炎患者與沒有症狀的孩童，統計分析結果顯示：出現睡眠呼吸中止症的時間愈久，異位性皮膚炎的發病率愈高[4]。

夜間尿床

針對夜間尿床的病童做統計，同時出現睡眠呼吸中止症的比例非常高，主要是因為抗利尿激素受影響。有不同的醫學報

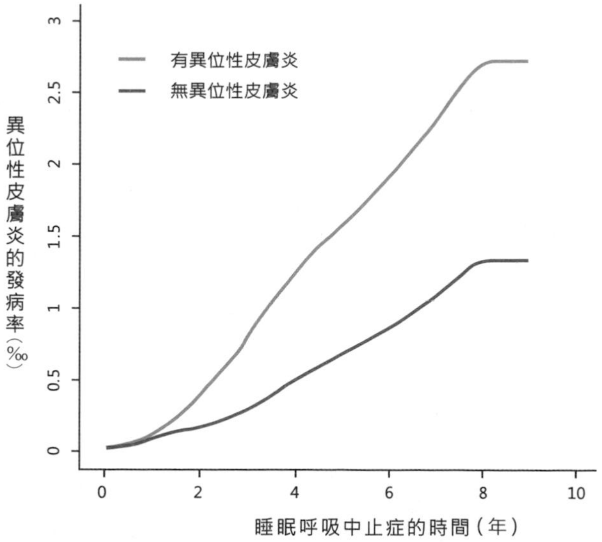

圖 1-6　睡眠呼吸中止症的時間愈久，異位性皮膚炎的發病率愈高。

告提到，兒童睡眠呼吸中止症會影響到大腦管控心跳的機制，不管是尿床或心跳控管能力改變，都是因身體自律神經功能受影響。原本交感神經控制膀胱放鬆與尿道收縮以儲存尿液，當身體缺氧，氧氣優先供給大腦等重要器官，周邊肌肉因為缺氧而鬆弛，尿道括約肌因鬆弛導致尿床。同樣的道理，嚴重打鼾的病人，起床時肌肉張力不足，人快清醒了，但肌肉張力還在最低（還在快速動眼期），而缺氧就更不容易使力，形成了鬼壓床的誤解。

鬼壓床？

鬼壓床是睡眠期間，大腦已經醒覺，但是肌肉張力處於熟睡期而偏低，所以身體還無法活動，通常出現在容易出現夢境的快速動眼睡眠期，和鬼沒有什麼關係。

長不高、記憶力與學習成績不好

當小朋友睡覺打鼾嚴重到呼吸暫時停止時，表示睡眠期間出現了間斷性缺氧的狀況，會影響身體的生理功能與生長發育。報章雜誌常提到，長不高、身材矮小、肥胖、成績不好，都是打鼾惹的禍，因為生長因子是在睡眠期間分泌，當嚴重打鼾導致呼吸暫時停止，身體沒有足夠氧氣，腦下垂體自然無法分泌足夠的生長因子，個子就會相對比較矯小。

來自中國的老鼠實驗顯示[5]，嚴重打鼾造成的間歇性低氧會導致負責長期記憶功能的海馬迴腦區及基底核出現結構或功能的損傷，損害學習記憶能力；也有報告指出，這種傷害可能是不可逆的。而且，嚴重打鼾發病過程中，初期大腦出現發炎症狀及免疫系統膠質細胞被活化時，海馬迴可能變大，長期發炎後，神經元已損傷，部分海馬迴體積會變小，這是不可逆的。雖然透過連續正壓呼吸器改善阻塞型睡眠呼吸中止後，因為沒有缺氧，可改善睡眠中斷情況以及認知功能和記憶力，但是智力的功能可能無法獲得改善。

嚴重打鼾到出現睡眠呼吸中止，也會傷害大腦與相關功能，最典型的研究就是大腦的聽力受影響，視網膜也證實會受到抑制，表示視力、聽力都會不好，這對生長發育中的孩童，造成非常深遠的傷害，如果加上前面提到的注意力、不集中與過動，甚至易怒或憂鬱等症狀，表示大腦的功能甚至結構都已經受到影響，不可等閒視之。嚴重打鼾對整個腦功能都有負面的影響，大腦是身體的中樞系統，其大腦一旦其生長發育受到抑制，對孩子健康的影響，遠超過以往我們對於打鼾好似熟睡的錯誤認知[6]。

一旦有睡眠呼吸中止的症狀出現，就要盡快治療，否則大腦神經元受損，就不容易改善相關腦區的功能。好比老人家出現失智症狀後，就不容易再回復健康，很巧的是，目前學術報告也證明，失智和睡眠呼吸中止有明顯正相關。

美國加州大學洛杉磯分校的醫

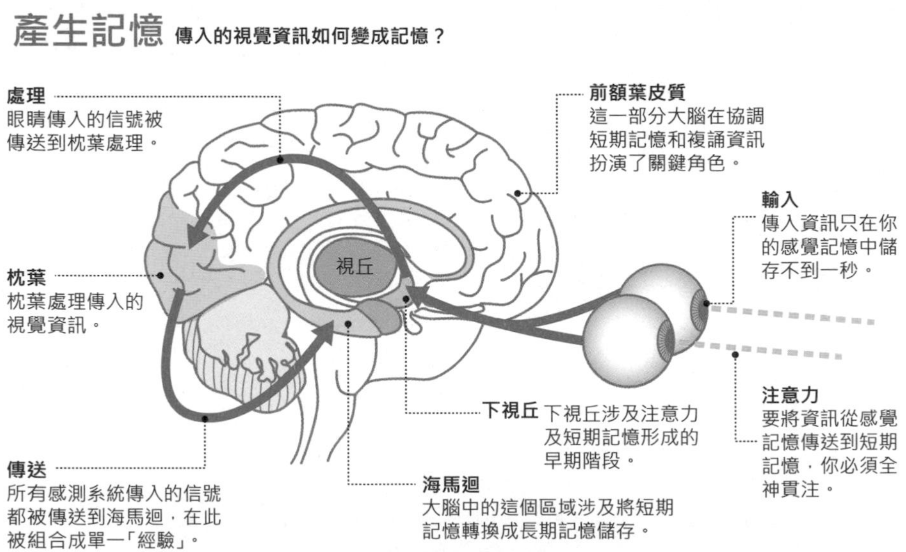
產生記憶 傳入的視覺資訊如何變成記憶？
處理
眼睛傳入的信號被傳送到枕葉處理。
前額葉皮質
這一部分大腦在協調短期記憶和複誦資訊扮演了關鍵角色。
輸入
傳入資訊只在你的感覺記憶中儲存不到一秒。
視丘
枕葉
枕葉處理傳入的視覺資訊。
注意力
要將資訊從感覺記憶傳送到短期記憶，你必須全神貫注。
下視丘
下視丘涉及注意力及短期記憶形成的早期階段。
傳送
所有感測系統傳入的信號都被傳送到海馬迴，在此被組合成單一「經驗」。
海馬迴
大腦中的這個區域涉及將短期記憶轉換成長期記憶儲存。

圖 1-7　海馬迴是重要腦區，主要負責長期記憶與內分泌調控，也與視覺、語言能力及想像力等認知神經功能息息相關[7]！

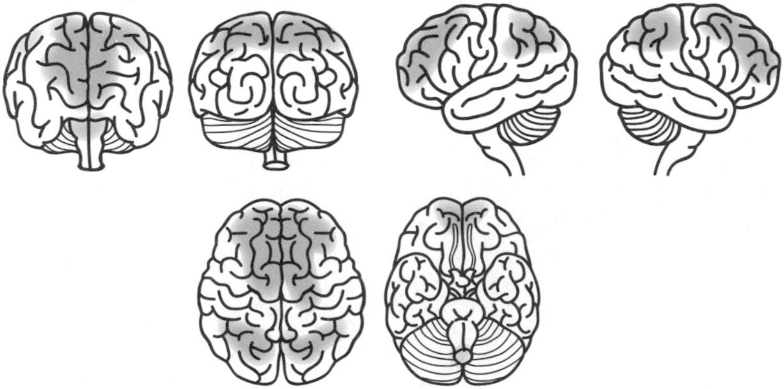

圖 1-8　嚴重的睡眠呼吸中止症對大腦的傷害，還包括神經元減少使孩子的認知神經功能變差，這種傷害會發生在大腦的所有區域[8]。

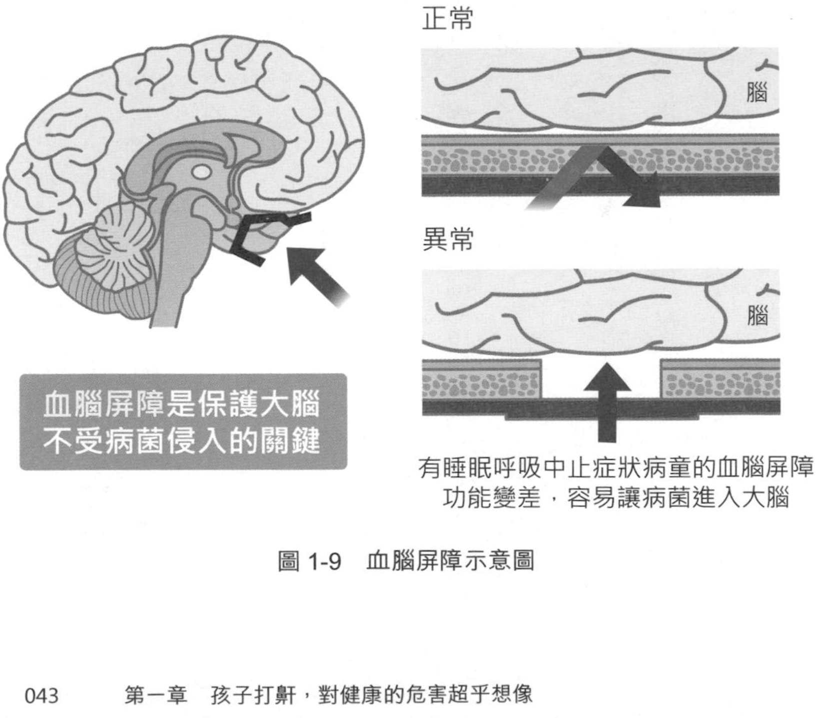
正常
腦
異常
腦
血腦屏障是保護大腦
不受病菌侵入的關鍵
有睡眠呼吸中止症狀病童的血腦屏障
功能變差，容易讓病菌進入大腦

圖 1-9　血腦屏障示意圖

學研究也特別提到，缺氧讓原本保護大腦，也就是限制有害細菌、感染和化學物質進入大腦的血腦屏障出現功能受損，讓血腦屏障變得更具滲透性，有害物質更容易進入大腦而導致腦部損傷，甚至可能加劇或加速腦部的損害，所以會顯著增加情緒、記憶和心血管等疾病風險，容易憂鬱與發怒，缺氧除了加速腦部的損害，也讓腦部修復能力變差。孩童因為缺氧而無法進入腦部可以進行大掃除的快速動眼熟睡期，傷害多卻修補不足，打鼾病童的健康真的需要我們更加注意[9]。

我個人的經驗是盡早治療，還是有機會改善。曾有一個幼稚園時期過動的孩子，晚上因為咽喉氣道被腫大的扁桃腺與腺樣體阻塞而嚴重打鼾，只好坐著入睡，經過我為他做牙床擴張治療後，到了國小二、三年級，變成了成績優異、代表參加演講與樂器比賽的資優生，當然，媽媽的用心功不可沒，不過，如果沒有改善上呼吸道健康，孩子的能力也許比較難被開發。

我在臨床上最常見的，就是進行牙床擴張改善鼻道與咽喉氣道功能後，臉型變得健康，身高也出其不意地增長，上課專注力提升，成績也跟著提升，特別是幼稚園與中低年級的孩子，改善打鼾相關症狀，老師都會注意到孩子變乖、變認真了。

雖然學術研究指出，透過牙醫師協助擴張上牙床後，經過半年至一年的追蹤與記錄，得到孩子的成績變好的結果，只是沒有達到統計學上的意義，但還是可以給家長做個參考。

睡眠呼吸中止症的權威黃玉書醫師曾經提到，使用中樞神經刺激的藥物治療，可以快速改善孩子課業上的問題，若是改善孩子睡眠呼吸中止症後，約三到六個月，成績、情緒、行為會慢慢開始改善。當孩子生長發育受限，成績也不大理想時，多關心是否有睡覺打鼾的症狀，盡早到小兒科、耳鼻喉科以及找牙醫師做檢查，也許可以幫孩子學習上的大忙[10]。

專科醫師這麼說

睡眠狀態不佳可能是孩子過動的危險因子

三軍總醫院精神醫學部　陳田育醫師

臨床實務中，時常遇到憂心忡忡的家長特地請假帶著幼稚園或國小的孩子前來門診，希望能安排早期療育或過動症的評估。然而，實際經過詳細評估後，絕大部分的孩子可能符合部分過動或專注力不佳的症狀，但不一定真正符合所謂過動症嚴謹的診斷。如果在生活中遇到有類似症狀的孩子，不需要過度緊張或為孩子貼上標籤，應考慮先接受專業人員的綜合評估。

在過動症狀的評估中，不論是家長、老師，甚至是臨床醫師，常常忽略了孩子的睡眠狀態不佳可能是造成過動與學習成效差的危險因子。孩子常見的睡眠疾病包含睡眠呼吸中止症、睡眠節律過度延後與不寧腿症等。以睡眠呼吸中止症而言，臺灣的孩子可能因為嚴重的呼吸道過敏或亞洲人常見的短下巴及牙弓過窄等現象，導致睡著後呼吸道阻塞，造成嚴重程度不一的睡眠呼吸中止症，儘管整晚好像睡了八、九個小時，睡眠品質卻不佳。孩子因為呼吸不順而不易進入深度睡眠，記憶的鞏固不易形成，調控情緒的腦區也無法獲得完整的休息，雖然家長已經盡力讓孩子睡滿一定的時間，但孩子仍然有白天疲憊、專注力不佳與情緒控管不好等困擾。

已有大量學術研究證實，確診患有睡眠病的孩子，透過相關睡眠疾病的治療，會讓孩子在專注力、學習力、情緒控管的表現有大幅提升。假如孩子經過詳細的評估確診為過動症時，也請勿慌張，絕大部分的孩子透過專業醫療單位與家長、老師彼此相互配合後，不論是利用生活型態的調整或者使用中樞神經刺激藥物的治療，普遍能大幅改善過動的症狀。

筆者曾經協助住在基隆山區隔代教養的孩子，因為家庭資源有限，確診過動症的孩子在學業上遇到很大的困難，與照顧孩子的奶奶討論後，決定使用藥物治療。三個月後，七十多歲的老人家一進診間，什麼話都還沒說，就行了一個九十度鞠躬的大禮。我與護理師連忙站起來了解狀況，原來是孩子使用藥物治療後，成績一飛沖天，數學竟然考了全班最高分！孩子獲得老師與同儕的肯定，也因此更願意配合醫療團隊，一起陪伴他長大。孩子是我們的寶貝，請大家一同關注孩子的睡眠健康，並注意是否出現過動、專注力不佳或情緒控管不好等問題，提早評估介入，讓孩子能順利把握寶貴的黃金學習階段，開創未來美好的人生。

第二章

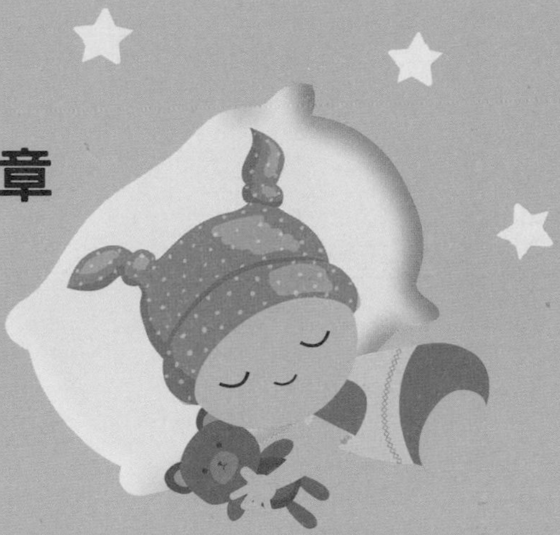

為何會出現小兒睡眠呼吸中止症？

正常睡覺時，咽喉會打開讓氣流通過，如果因為肥胖或是其他因素造成咽喉氣道壓迫而變得狹窄，睡覺時就會出現鼾聲，嚴重一點，就會出現暫停呼吸的現象，這就是阻塞型睡眠呼吸中止症。事實上，睡眠呼吸中止症分為以下四種：

1. 阻塞型：因上呼吸道部分或完全阻塞而發生
2. 中樞型：因中樞神經系統未能觸發通氣而發生
3. 混合型：阻塞型加上中樞型
4. 低通氣呼吸阻塞型：尚未達到睡眠呼吸完全中止的程度，但是呼吸道的通氣量微弱

阻塞型與中樞型睡眠呼吸中止的差別在於呼吸中止時，肺部與腹部的呼吸動作是否完全停止，這

睡眠呼吸中止症

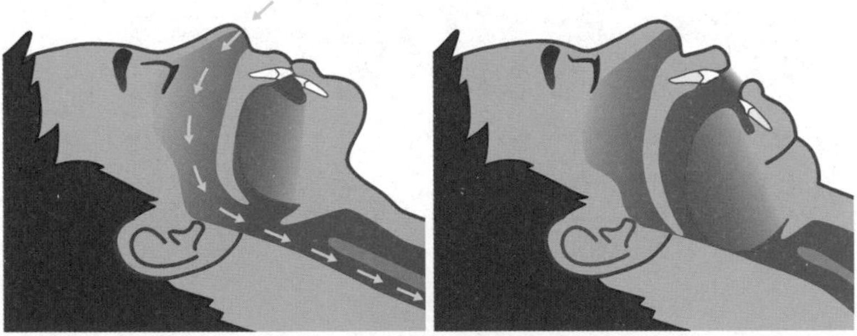

圖 2-1　睡覺時，口腔和咽喉肌肉放鬆及其他因素造成氣道狹窄（右圖），空氣通過狹窄氣道時氣流加速，因而發出鼾聲，嚴重時就會出現暫停呼吸現象。

需要由睡眠技師透過睡眠中心的睡眠多導圖記錄做細部研判，而不管是哪一種類型的睡眠呼吸中止症，都會造成血氧飽和濃度降低，進一步造成身體缺氧的問題與後遺症[1]。

什麼是小兒阻塞型睡眠呼吸中止症？

這是指十五歲以下的小朋友發生阻塞型睡眠呼吸中止症，近年來，以史丹佛大學吉爾米諾博士為主的研究團隊，花了數十年時間探討小兒睡眠呼吸中止症的成因，吉爾米諾博士在一九八一年就曾經強調在臨床表現上，兒童阻塞型睡眠呼吸中止症狀與成人不同的地方在於：**兒童夜間睡眠問題比白天嗜睡更嚴重，且表現出更多行為的問題**，像是學校的學習或合群問題、過動症、夜尿症、睡眠恐懼、憂鬱、失眠和精神問題等。

我在多年的臨床經驗裡也注意到，鼻道窄、下巴小、暴

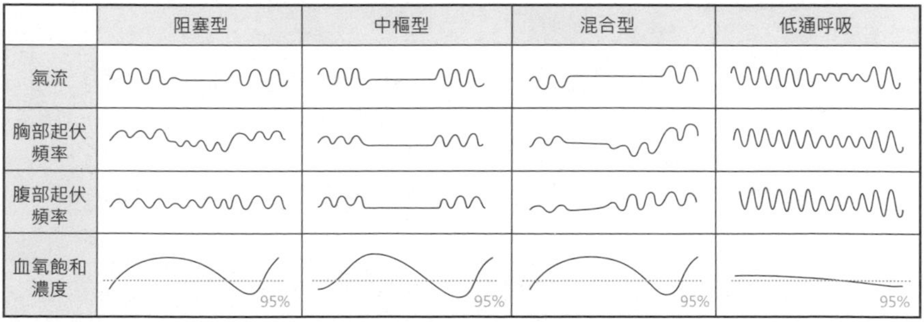

圖 2-2　睡眠呼吸中止症的類型

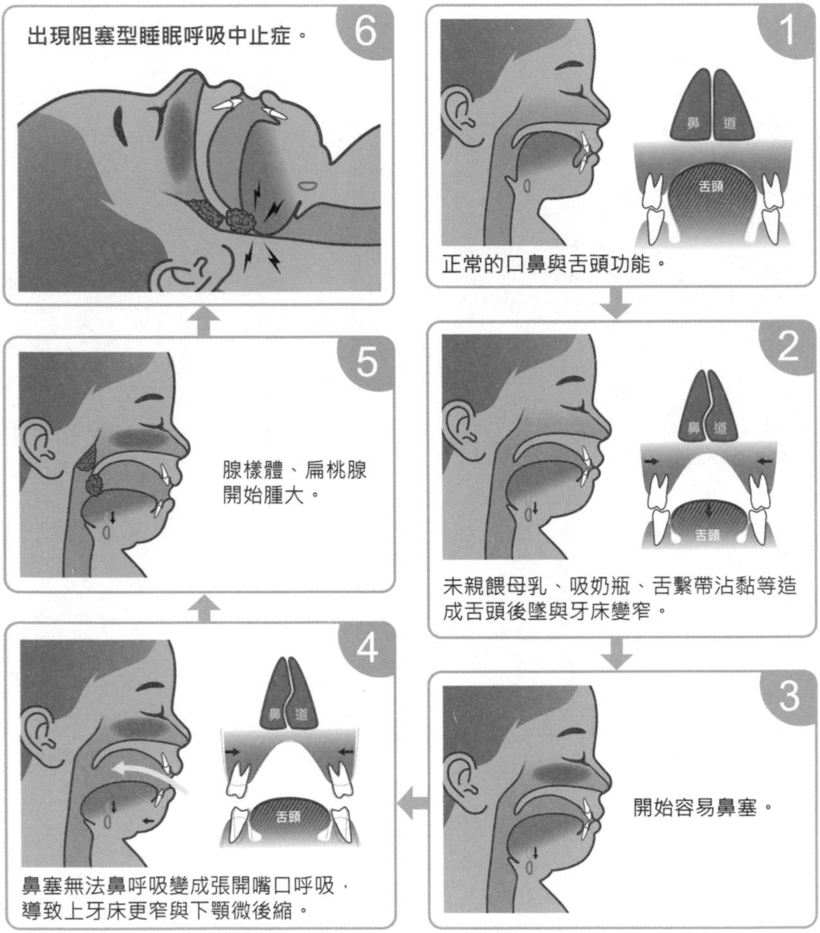

圖 2-3　小兒阻塞型睡眠呼吸中止症成因示意圖

牙或下門牙凌亂的小朋友，容易出現注意力不集中與過動症狀。孩子在學校變成問題學生，老師抱怨不受管教；同學抱怨容易衝動、愛生氣，甚至不小心出手打人，在外面衝來衝去管不住，在家裡卻是懶散、管不動，深受困擾的父母親常會急著到醫院尋求過動的藥物治療。殊不知，很大一部分的孩子其實伴隨有嚴重打鼾、睡眠呼吸中止的問題，睡不好、踢被子、嘴巴張開、常常驚醒、出現夢遊，很多小朋友甚至沒有辦法安分地躺著睡，而是抱著棉被坐著睡，因為一躺下，咽喉就被壓迫而無法呼吸，只好坐著睡。

有耐心一點的家長還會關心，沒有耐心的家長就只是責罵。其實，這些症狀都不是孩子自願的，需要家長多些關心，帶去給有經驗的牙科醫師、小兒科醫師或耳鼻喉科醫師檢查，早期發現早期治療，都會有不錯的治療成果[2]。

臨床上會透過睡眠中心的專業睡眠檢測，測量出睡眠期間的各個時段，以及病人是處於哪一種睡眠。睡眠中心透過監測病人的腦電波、心電波、肌電波、眼動電波、血氧飽和濃度與胸肺呼吸測量來評估睡眠狀態，最關鍵就是圖2-4上方的腦波，清醒與剛入睡時，腦電波的頻率最快且振幅很小，深層睡眠時則是相反，頻率較慢但振幅較大，這時候，全身肌肉張力偏低而癱軟無力地沉睡著，表示身體獲得真正的休息，透過這些測量而由睡眠技師記錄成下方的睡眠周期圖，我們就可以簡單明瞭地看出睡眠品質是否理想。

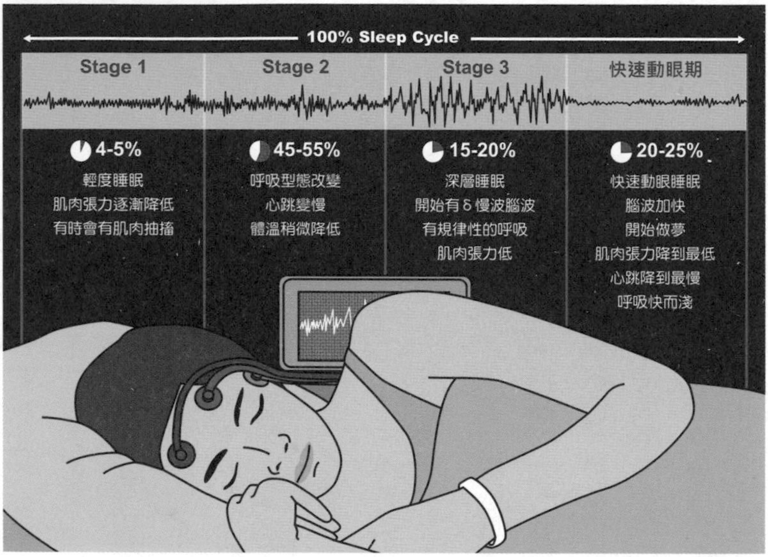

圖 2-4　各睡眠階段的生理特徵。圖上方的腦波顯示，剛入睡時，腦電波頻率快且振幅小；深層睡眠時，頻率慢且振福大。

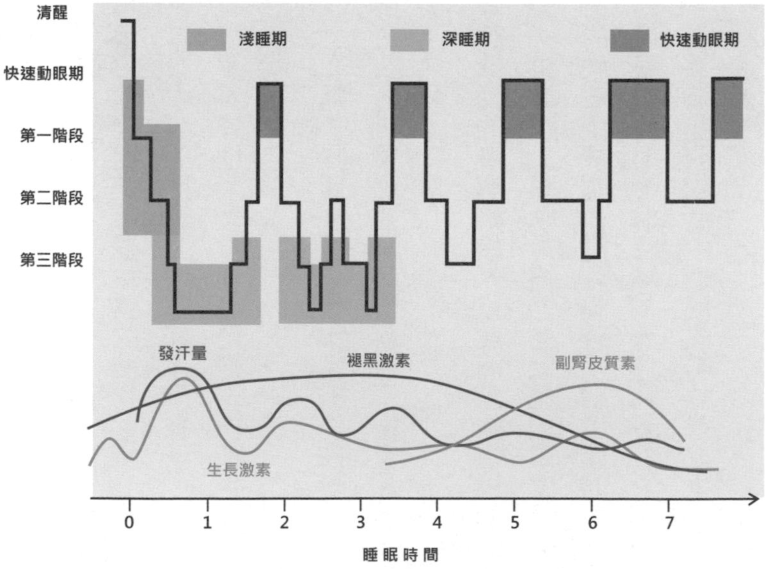

圖 2-5　睡眠周期圖

睡眠大致可分成「快速動眼睡眠（REM）」與「非快速動眼睡眠（NREM）」兩階段。開始時是「非快速動眼睡眠」，先是短暫的過渡期，接著大腦開始休息，此時會出現較大振幅的腦電波（大腦皮質活動訊息），然後進入到更大振幅的慢波深層睡眠，這也是生長激素分泌的關鍵時期。

到了快速動眼期，眼睛快速移動，心跳與呼吸產生變異，血壓與腦部的血流量皆降低，腦電波頻率突然加快，這代表大腦的活動與清醒時相同，而且，呼吸、體溫調節和循環系統也同時明顯作用。特別的是，全身肌肉張力降到最低，顯示依然在深層的睡眠，這時候最容易做夢，約有八成的夢境在清晨起床時依舊記得。不同研究都顯示快速動眼期與學習力、創造力以及記憶力有關，同時，近年的研究也顯示，快速動眼期可能與大腦排除毒素等大掃除工作有關，進而影響失智等大腦疾病。

睡眠時，會以大約七十到一百一十分鐘為一個循環的頻率，重複上述兩個睡眠階段，愈後期會有愈長的「快速動眼睡眠」與較短的慢波深層睡眠[3]。

深層睡眠影響生長激素的分泌，但在嚴重打鼾或睡眠呼吸中止症的狀況下，深層睡眠時間變短，會導致腦下垂體分泌生長激素的量減少，已有研究人員針對兔子做實驗，證明深層睡眠時間變短，會造成生長發育的負面影響[4]。

研究指出，治療小朋友的睡眠呼吸中止症後，有機會讓孩子的生長激素增加，進而改善生長發育不足的現象，像是小朋友的體重、身高與BMI指數都明顯增加，連稱作飢餓素的胃部生長素分泌也增加，飢餓感覺增加，小朋友比較願意多吃而獲得較多營養，也是促進生長發育的關鍵[5]。

小朋友若是睡得好，不但身體健康，學習、創造力與記憶力都好。如果嚴重打鼾到睡眠呼吸中止，不僅影響到健康，也可能影響到學習與成長，尤其是深層睡眠與快速動眼睡眠，時間愈久愈好，可是深層睡眠與快速動眼睡眠時，肌肉張力降到幾乎最低；有打鼾症狀的孩子，在這些深層睡眠階段會因為肌肉張力降到最低，打鼾變得更加嚴重，這時期也是阻塞型睡眠呼吸中止變得更加嚴重的時段。

也有被家長認為是「不會打鼾」的孩子，經測量夜間睡眠的血氧，卻發現深夜二、三點開始，出現血氧濃度降低的睡眠呼吸中止症狀，因此，孩子若有上呼吸道狹窄的疑慮，還是建議簡單做些測量及評估。

比較嚴謹的睡眠呼吸中止症檢測，需要到醫院的睡眠中心進行，透過監測腦、心、肌肉、眼睛的電波，以及血氧飽和濃度，再加上口鼻、胸腹呼吸等各種生理數據，再由培訓過的睡眠技師專業判讀，最後經由小兒科或是耳鼻喉科醫師確認診斷，轉診給牙科醫師做口顎或咽喉結構的診斷與治療。

或者是，牙科醫師在臨床診療時，以改善咬合不正的方式，輔助促進口顎顏面的生長發育，其中針對口鼻氣流或是胸肺起伏偵測呼吸的方式，來決定**每小時停止呼吸與低通氣呼吸的次數**，進一步做為研判患者是否有睡眠呼吸中止症的依據。

每小時停止呼吸與低通氣呼吸的次數（AHI，Apnea-Hypopnea Index）

大人停止呼吸是以十秒為界，但小孩呼吸速率較快，十秒可以呼吸好多次，因此，小兒停止呼吸的定義是指兩次呼吸的氣流都剩不到一成。

低通氣則是缺氧三%加上氣流只剩不

	睡眠多項生理檢查(PSG)	居家睡眠檢測	手指血氧機
	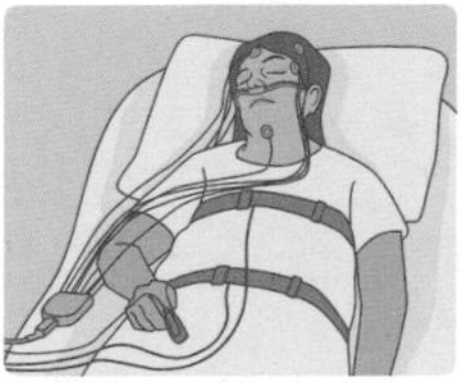	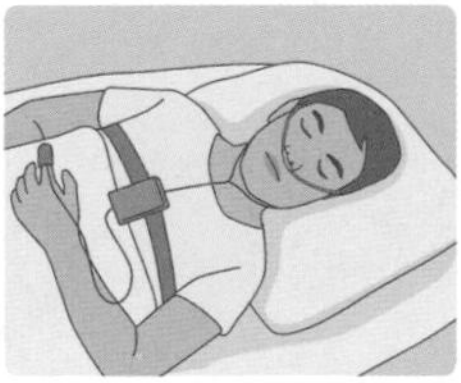	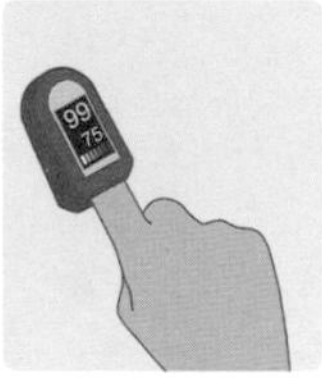
檢測項目	所有睡眠疾病，如呼吸中止症、猝睡症、睡眠暴力、周期性肢體抽動症候群......	針對睡眠呼吸中止症	針對睡眠呼吸中止症
檢測線數量	約二十條檢測線	約三條檢測線	沒有檢測線
適用對象	經醫師初步診斷，疑似罹患睡眠障礙，需進一步檢查	睡眠呼吸困擾、不便住院檢查、或時間不易安排、對於就醫檢查有過度焦慮	所有人
檢測地點	需至醫院之睡眠中心	自家即可檢測	自家即可檢測
等待排檢時間	長，約1~2個月	短，約1週	馬上
報告完成時間	約2週	約1週	馬上

圖 2-6　各項睡眠呼吸中止症檢測比較表

到七成來計算，如果缺氧三％影響小朋友睡眠品質造成醒覺，即使氣流量仍超過平常的七成，也算低通氣。

現在小孩睡眠呼吸中止的定義比較廣泛，是使用呼吸窘迫指數（ＲＤＩ，Respiratory distress index）做為標準。除了停止呼吸和低通氣，如果氣流稍微減少，會影響小朋友睡眠品質造成醒覺，也算在ＲＤＩ之內。ＲＤＩ每小時超過一次就是小兒睡眠呼吸中止症。

每小時血氧飽和度下降超過四個百分點的次數（ＯＤＩ，Oxygen desaturation index）

睡眠時，血氧濃度計的記錄出現降低四個百分點以上，就會記錄一次，類似於呼吸暫時停止的意思，也是計算每小時出現的次數做參考。

平均血氧濃度

整個睡眠期間的血氧濃度平均值，一般會以九五％為基準，低於這個數值就算是持續性缺氧，比間歇性低血氧的睡眠呼吸中止所造成的後遺症還要嚴重。曾經有位病人，ＯＤＩ指數沒有很嚴重，但是平均血氧濃度卻只有九十％左右，表示病人即使沒有呼吸中止，但是身體的呼吸能力本身就很差了。

也有一些居家檢測的裝置可以輔助檢測睡眠呼吸中止症，如果只是想要簡單獲得睡眠期間是否有呼吸中止導致血氧濃度下降，可配戴有連續記錄的血氧計，陽明大學腦科學研究所郭博昭教授開發的物聯網即時血氧記錄儀，就是簡單且容易獲得睡眠血氧濃度偵測的裝置。

造成孩子嚴重打鼾的關鍵因素

1. 口呼吸、鼻塞、過敏、舌繫帶沾黏

學術研究指出，上牙床較窄、

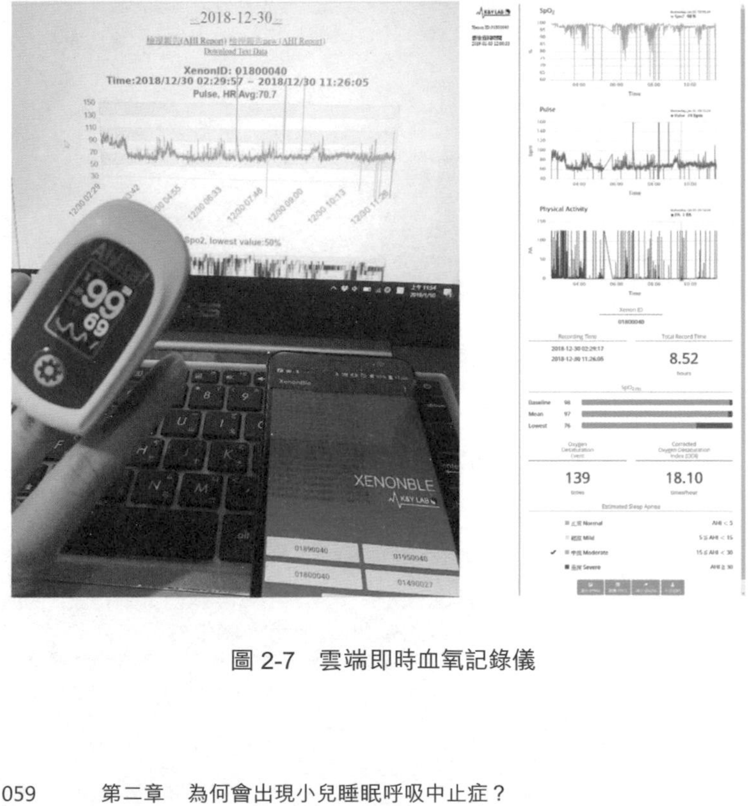

圖 2-7　雲端即時血氧記錄儀

較深；下巴較小；舌頭比較大，且因為上牙床窄而往後墜落，以及咽喉有腺樣體或是扁桃腺等淋巴肥大的狀況下，咽喉氣道都會變得比較狹窄，這樣的小朋友，嘴唇不容易閉起來，後排牙齒咬合錯位（上排大臼齒沒有正確咬在下排大臼齒的些微外側），臉型通常較長，下巴較陡峭，這時候，出現睡覺打鼾甚至睡眠呼吸中止的可能性就會大增。

造成上述窄上頜骨（窄上顎）、小下巴、大舌頭的原因，則是飲食精緻化，還有長期鼻塞、過敏、用口呼吸與先天舌繫帶沾黏。特別是用口呼吸與舌繫帶沾黏時，身體為適應嘴巴張開的習慣，從嘴唇、臉頰、舌頭到肩頸背部的肌肉張力都會改變，這點小小的改變會改變臉型與口顎的發育。很多學

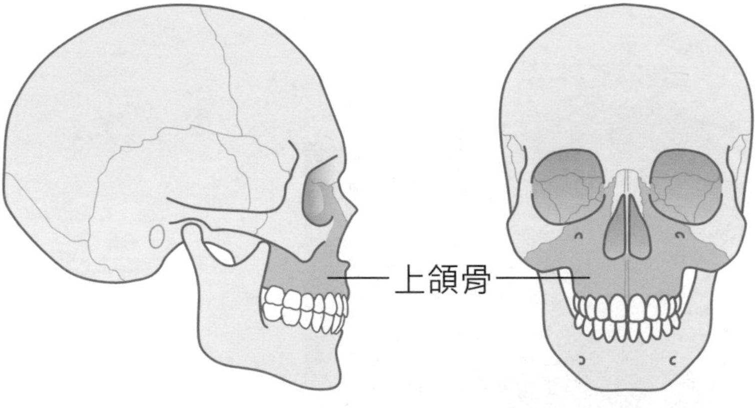

圖 2-8　上頜骨（即上顎骨）位於臉部中央，在鼻腔兩側分別是左上頜骨與右上頜骨，中間骨縫處即是人中，上牙床是上頜骨的下半部，等於是鼻腔的地板。相對於上頜骨，下頜骨指的是下巴，也是下牙床所在之處。

術研究探討長期口呼吸與舌繫帶沾黏，孩童的臉會較長且窄、口腔較窄、顎弓較高、牙齒排列不整齊與咬合不正、嘴唇張力不足、下巴較小。

上頜骨窄，代表上牙床窄，亦即臉左右兩側上頜骨的寬度太窄，被包覆在頜骨的鼻腔自然狹窄，較窄的鼻腔容易鼻塞，一來是通道本身就窄，二來是空氣通過時對鼻道的壓力變大，鼻黏膜容易腫脹，導致鼻腔更窄，更易鼻塞。

口呼吸、鼻塞、過敏與舌繫帶沾黏，若可以從小開始

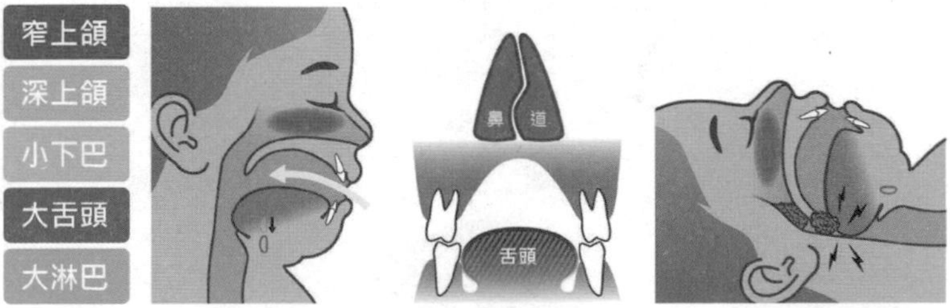

圖 2-9　不理想的口顎顏面結構影響呼吸功能

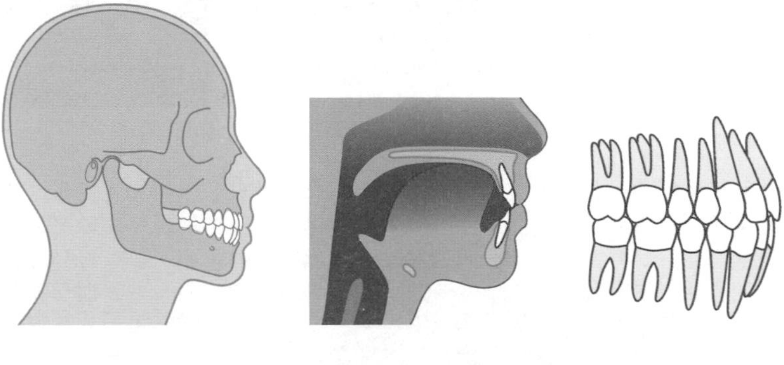

圖 2-10　理想的口顎顏面結構

電腦斷層剖面圖

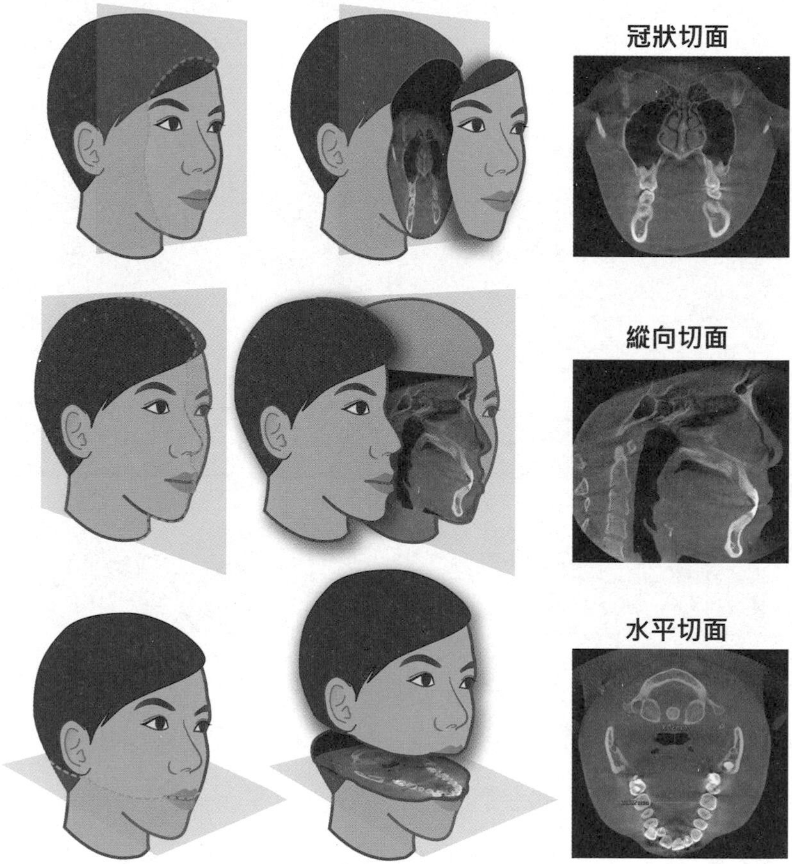

圖 2-11　本書在解說時，會提到許多牙科專用電腦斷層的 X 光影像，牙科電腦斷層是立體的畫面，而臨床上會習慣用切面做解說，例如上方的冠狀切面，好似把前面部分的臉移除，露出中間的剖面，可以看到鼻道切面與觀察牙床寬度的正前方切面；中間則是縱向切面，我習慣切在正中央，好比移除半邊的臉，露出正中央的剖面，可以觀察舌頭位置與咽喉氣道；下方是水平切面，用來觀察牙齒排列或舌根後方咽喉氣道阻塞的嚴重程度。

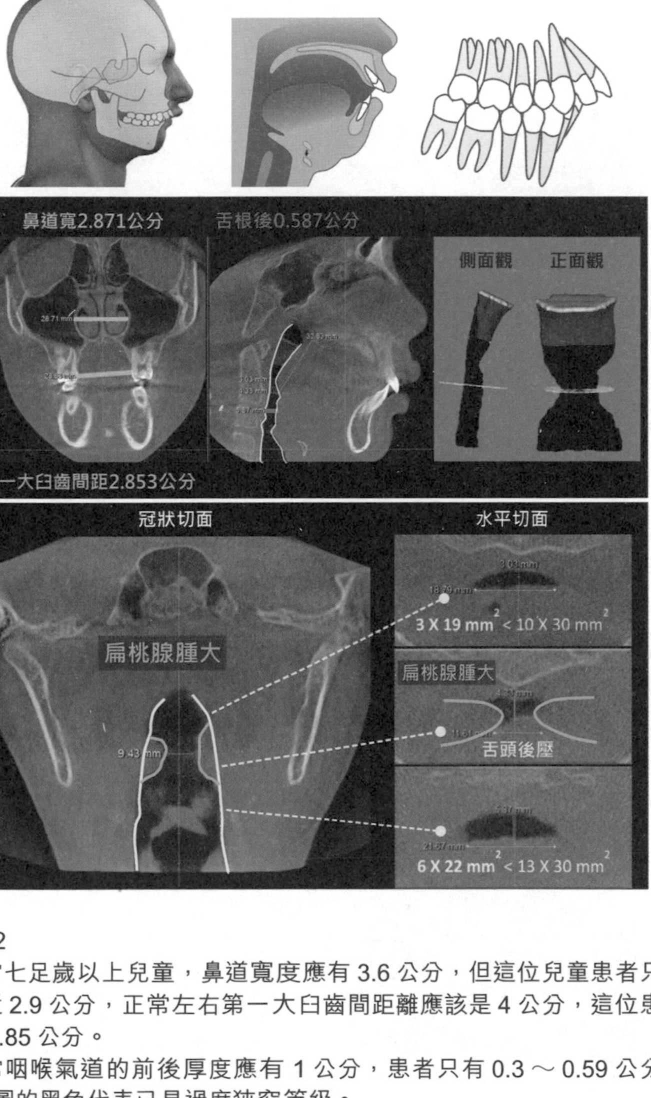

圖 2-12

1. 正常七足歲以上兒童，鼻道寬度應有 3.6 公分，但這位兒童患者只有將近 2.9 公分，正常左右第一大臼齒間距離應該是 4 公分，這位患者僅 2.85 公分。
2. 正常咽喉氣道的前後厚度應有 1 公分，患者只有 0.3 ～ 0.59 公分。3D 圖的黑色代表已是過度狹窄等級。
3. 可以從水平切面觀察到兩側扁桃腺腫大，使咽喉氣道的左右寬度小於 1 公分，理想則是約 3 公分。

（3D 軟體截圖／光神科技黃湧智）

預防，更勝日後大費周章的治療，本書第三章將會詳述嬰幼兒時期父母如何透過吸吮和咀嚼訓練孩子的口腔功能[6]。

小朋友一旦出現比打鼾更加嚴重的睡眠呼吸中止症，常常會有更加嚴重狹窄的鼻道與咽喉氣道，如第六十三頁圖的這位小朋友，剛來看診時，總是無精打采，一開始還以為是孩子不乖，結果是呼吸道過度狹窄，根本不太吸得到空氣。這樣的孩子其實很可憐，**嚴重狹窄的咽喉氣道加上幾乎堵住不通的鼻道，以及腫大的扁桃腺，能活著真是奇蹟**。反過來說，身為醫師的我們，就必須積極幫助孩子重獲理想的鼻道與咽喉氣道空間，才可能讓他們的生長發育回到正常。

也有少部分的報告指出，上門牙內倒的小下巴病人，因上門牙過度往舌頭方向傾倒，會導致上門牙直接限制下排牙齒往前的運動，下排牙齒只能往脖子方向後縮，等於下巴也是往後縮的，所以會直接壓迫到咽喉氣道，最後產生打鼾與阻塞型睡眠呼吸中止症狀。發現門牙太凌亂、上門牙往內傾倒，都需要多加注意是否容易有打鼾或更嚴重的症狀。

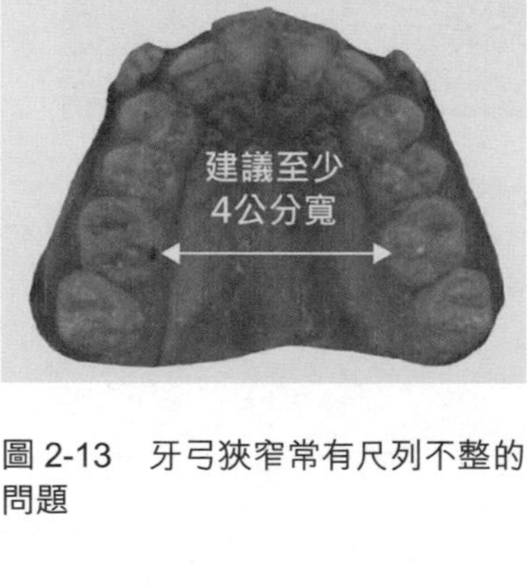

圖 2-13　牙弓狹窄常有尺列不整的問題

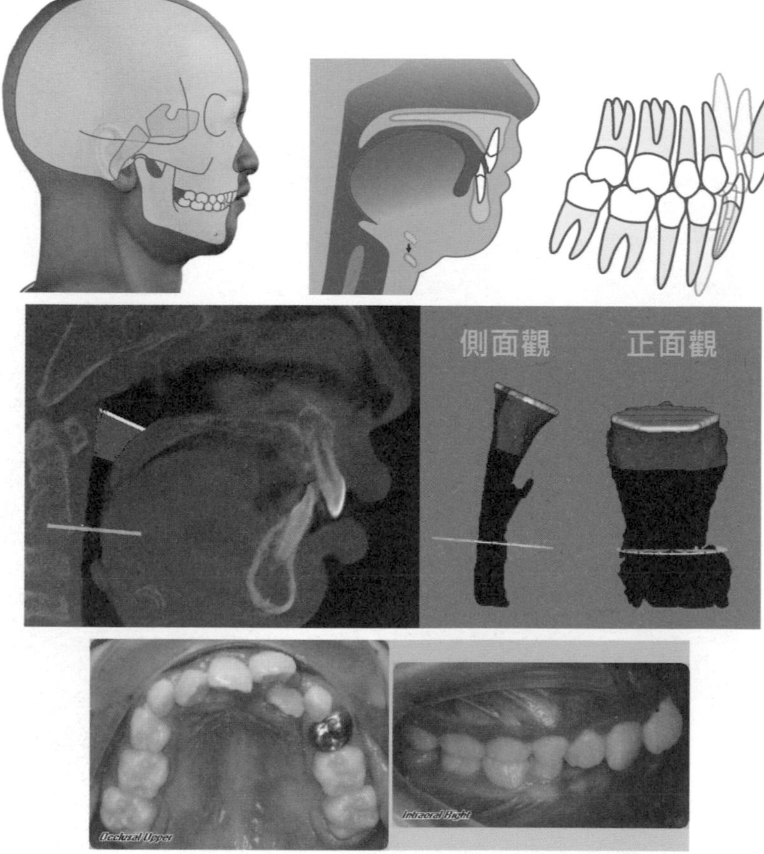

圖 2-14　上門牙過度往舌頭方向傾倒的病人，下排牙齒只能往脖子方向後縮，下巴也因此後縮，直接壓迫到咽喉氣道，這樣的案例不常見，在學術報告中不容易被注意到。（3D 軟體截圖／光神科技黃湧智）

戽斗病人也會有呼吸道狹窄的問題

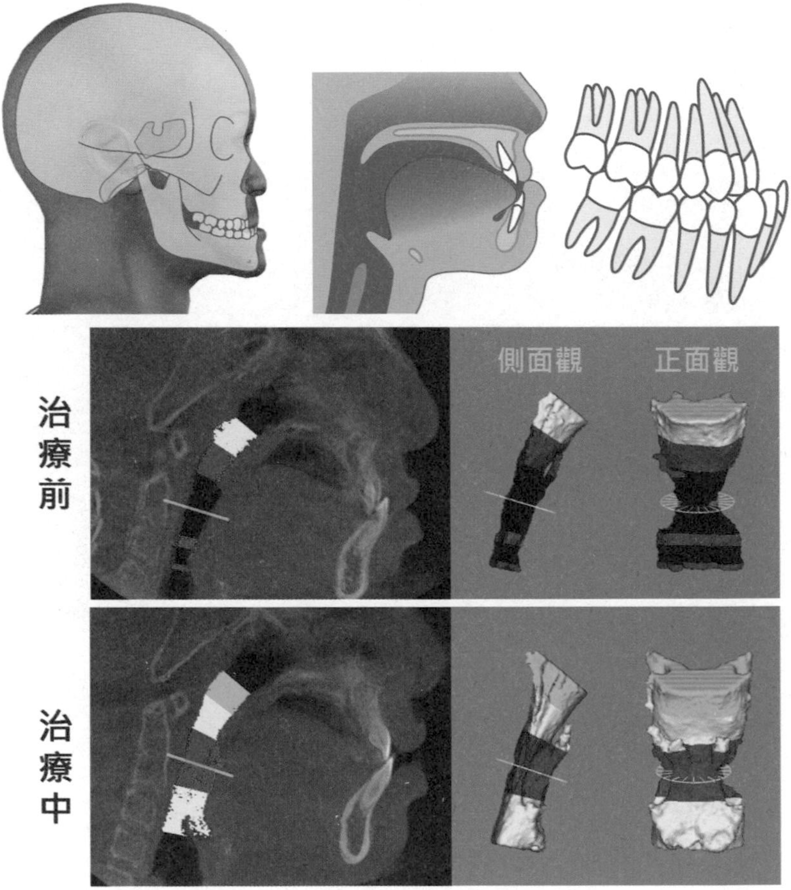

圖 2-15　這位不到十歲的小朋友，雖然是不容易出現打鼾症狀的戽斗咬合，但因牙床實在太窄，咽喉氣道處於過度狹窄的黑色等級，經過適當的擴張後，明顯改善咽喉氣道的暢通程度，還是需要持續將上牙床往前，甚至再額外擴張，才能讓咽喉氣道更加健康。（3D 軟體截圖／光神科技黃湧智）

通常戽斗咬合因下巴往前，不容易出現打鼾症狀，不過，也有一些患者因為牙床太窄，以至於咽喉氣道狹窄，而出現打鼾。簡單講，**只要牙齒排列不整齊，都表示牙床太小，凌亂的牙齒與狹窄的牙床都會讓舌頭活動空間不足，都是造成打鼾的重要原因。**

臨床上，專精打鼾治療的牙醫師會用簡單幾個口腔顎面結構的解剖構造，來測量與評估小朋友是否可能有打鼾或睡眠呼吸中止的問題，例如，七足歲以上的小朋友，左右第一大臼齒的理想距離至少四公分；咽喉氣道的前後厚度希望至少有一公分，舌根的骨頭盡量不要低於下巴半公分以上，年齡在六到七歲的小朋友，也應該接近這些數值。

如果是嘴巴裡還是乳牙的孩童，則是直接觀察門牙是否有牙縫，正常情況下，應有較多的牙縫，

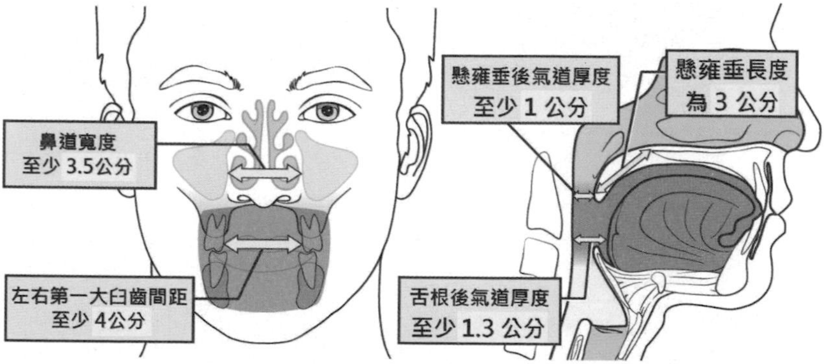

圖 2-16　理想的頜骨型態

如果乳牙之間沒有縫，絕對不夠恆牙萌發的空間，也就是說，寬度約〇．七公分左右的乳牙門牙不夠讓寬度約〇．九公分的恆牙門牙長出，等到換牙時，往往就會出現恆牙從原本乳牙的前面或後面長出，如果有此現象，也需要多注意是否有打鼾的相關症狀。

只是，解剖構造僅供參考做為風險評估，還是要睡眠中心的檢測才能確認診斷。

2. 肥胖

肥胖是很複雜的疾病，會導致病人在睡眠仰躺時，出現胸腔功能受限等症狀，也會直接導致頸部與上呼吸道漸進式脂肪堆積，進而壓迫到咽喉氣道而影響上呼吸道暢通，當打鼾因此嚴重到出現呼吸暫時停止時，身體的機能會變差，胰島素出現阻抗而功能低下，血糖因而增加，更容易肥胖。

嚴重打鼾也會造成胃部幽門螺旋桿菌減少，反而更加肥胖，惡性循環之下，打鼾症狀又更嚴重，不管成人或是小孩，一旦有肥胖問題，每天必須定時運動，小朋友甚至應該定期到小兒科追蹤檢查，以免過高的ＢＭＩ（體重脂肪比）造成打鼾症狀，進而影響身體的生長發育與生理功能異常。

3. 拔牙矯正

為了牙齒矯正而拔除犬齒後方的小臼齒，到底會不會影響上呼吸道，甚至讓孩子因此出現睡眠呼吸中止症？相關的學術論文非常多，一半的論文指出，拔牙後，上呼吸道變狹窄、呼吸變吃力、舌根骨頭降低形成雙下巴，甚至睡眠時咽喉氣道變狹窄的可能性也增加；另有一半的論文卻指出，拔牙後，上呼吸道變狹窄，但是沒有達到統計學上有意義的相關性，甚至鼻後咽喉還可能增寬。

其實，愈來愈多客觀且較為完整的學術報告重新探討矯正拔牙導

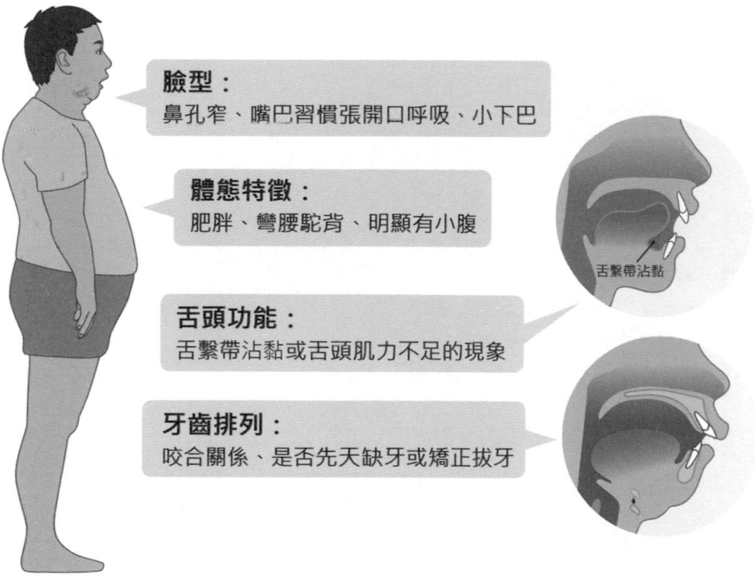

圖 2-17　造成睡眠呼吸中止的原因

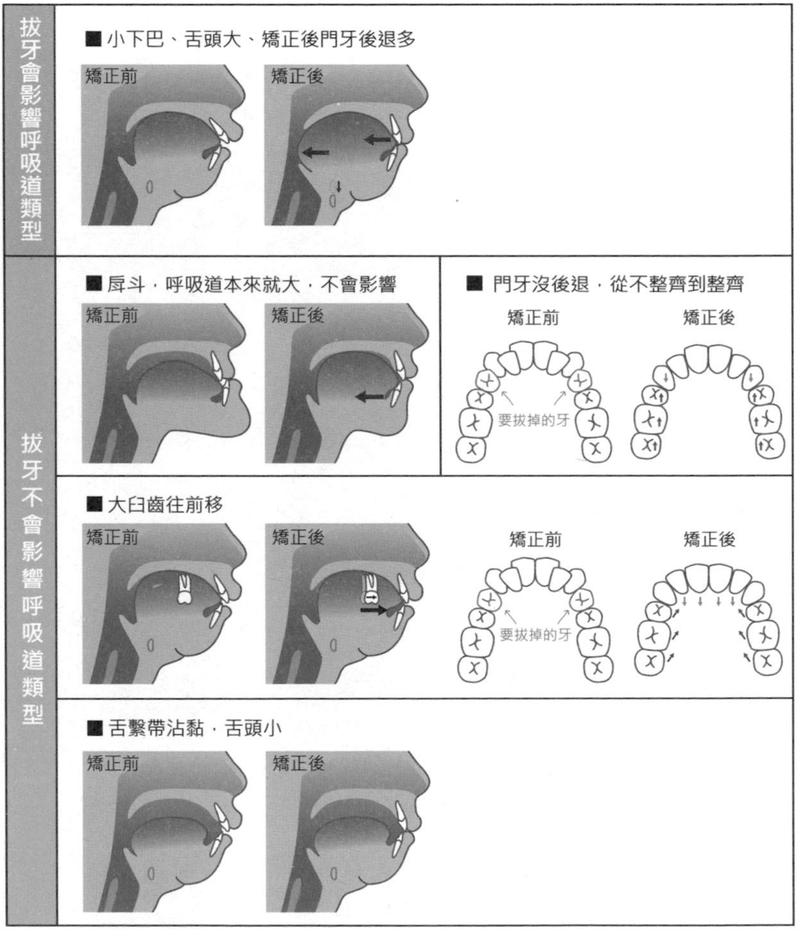

圖 2-18　拔牙矯正是否影響上呼吸道

致上呼吸道狹窄，甚至產生阻塞型睡眠呼吸中止症的影響，歸納各研究的結果，有幾個論點：首先，會影響上呼吸道的是拔牙矯正後，門牙往顎／舌側移動量愈多，影響愈大。若是拔牙僅是舒緩齒列不整而未影響門牙位置往後，或者是門牙沒有往後，而是後面大牙往前移動，還是舌繫帶沾黏等舌頭較小的狀況，則矯正拔牙就不會影響上呼吸道，反過來說，戽斗患者常因為咽喉氣道較寬，除非牙床太窄，是不容易受到矯正拔牙的影響，而暴牙小下巴的病人，不管是上門牙前暴或是上門牙內倒的牙齒咬合，都有下巴後縮的問題，矯正拔牙的影響通常也會比較大。

無論如何，**確實有不少拔牙導致呼吸道變小的文獻，進行矯正治療時，都需要再三與牙醫師確認，再進行拔除牙齒，以免治療後出現咽喉氣道狹窄，甚至打鼾變嚴重的窘狀**。值得注意的是，青少年有矯正需求的病人中，約有七%患者有阻塞型睡眠呼吸中止症狀的高危險因子，現今齒顎矯正的趨勢，已開始考量到上呼吸道健康，甚至教學醫院也開始注意到矯正不能影響上呼吸道健康，只是，這樣的診療趨勢還未普及到一般開業的牙科與矯正醫師，想做牙齒矯正治療的病人，只能多重視自己的權益，以免影響到呼吸道健康[7]。

牙醫師創造的「人工」阻塞型睡眠呼吸中止症

圖2-19的這個病例，病人在十多年前為改善齒列不整的問題，拔過四顆小臼齒，矯正醫師依照美觀與咬合的觀念幫病人做好了矯正治療，只是並未考量到上呼吸道的健康，更忽略牙醫師有擴張牙床的能力，患者被拔了牙，睡眠品質變差，身體變得緊繃，因為缺氧讓交感神經容易亢進，由於治療費用高而放棄重新治療，加上他母親中風需要放棄工作來照顧，就更不可能治療了，這樣狹窄的咽喉氣道，我很替他擔心。

也有來求診的病人，國中時就被拔了八顆小臼齒，這種矯正後，犬齒與第一大臼齒相接的案例，就有醫師們笑稱是很久以前臺北、臺南某醫師曾出現過的矯正治療「特產」，治療的長期結

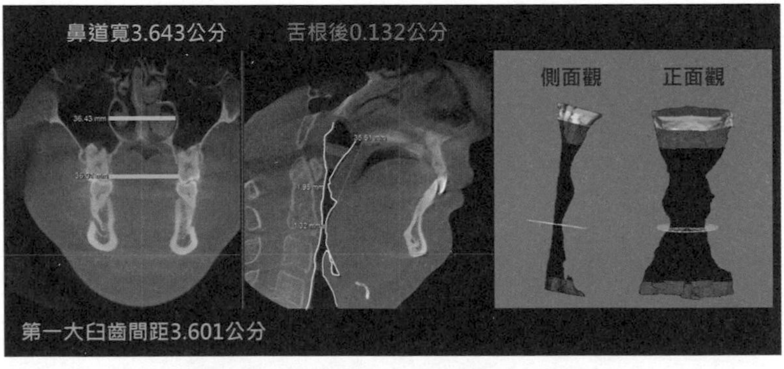

圖 2-19　患者早年齒顎矯正治療而拔除四顆牙齒，因為嚴重睡眠呼吸中止症而尋求治療，光是站著就有嚴重咽喉氣道狹窄的問題，睡眠時幾乎無法呼吸。拔牙矯正未必是唯一的原因，但確實是非常關鍵的因素。（3D軟體截圖／光神科技黃湧智）

果是牙齒照樣凌亂，這是為了拔牙而拔牙的矯正治療，以上呼吸道健康來說，對病人是幫助還是傷害？很難評斷。但是，我感到很痛心，病人也有情何以堪之感，花大錢找罪受，期望不會再看到這種過度醫療。

矯正牙齒拔牙前，請優先考慮上呼吸道

反過來說，即使是二、三十歲的年輕人，透過牙弓擴張與適當的牙齒排列，可以獲得較寬的上呼吸道，齒列也和拔除牙齒一樣漂亮，圖2-20是幾年前的臨床案例，現在有更多擴張牙弓的技術被發展出來，用擴張牙弓取代拔牙矯正的觀念更容易推廣，也愈來愈被矯正醫師接受，而本書提到的十五歲以下打鼾小朋友，大部分有牙齒排列的問題，擴

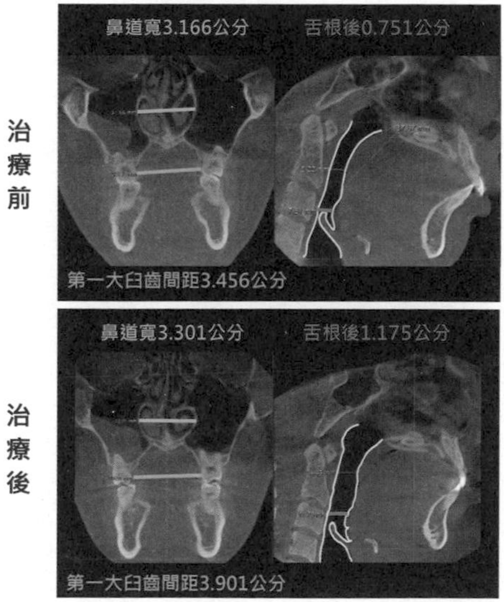

圖 2-20　治療後第一大臼齒間距和咽喉氣道的厚度都各自擴大了 0.4 公分。

張更是輕而易舉，牙齒排得整齊，上呼吸道也變得健康，何樂而不為？

因為深知拔牙矯正可能產生的呼吸道變窄問題，每當看到病人牙齒拔除矯正後，齒列變得美觀漂亮，咽喉氣道卻變得狹窄，心頭總是會糾結一下。尤其寒暑假的牙齒矯正旺季，一想到很多小朋友拔牙矯正後，可能會影響上呼吸道健康，更覺應該努力推廣，讓更多牙醫師願意認同上呼吸道健康優於牙齒排列的議題，進而願意學習更多擴張改善上牙床、下牙床的理念，讓更多孩子獲得相對理想的治療。

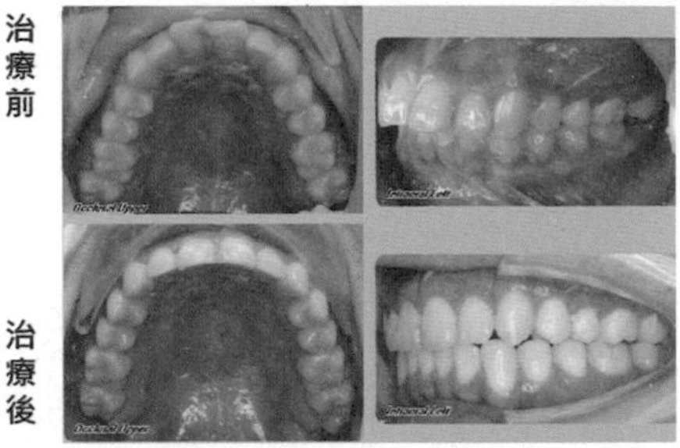

圖 2-21　牙弓寬度增加，暴牙也改善了。

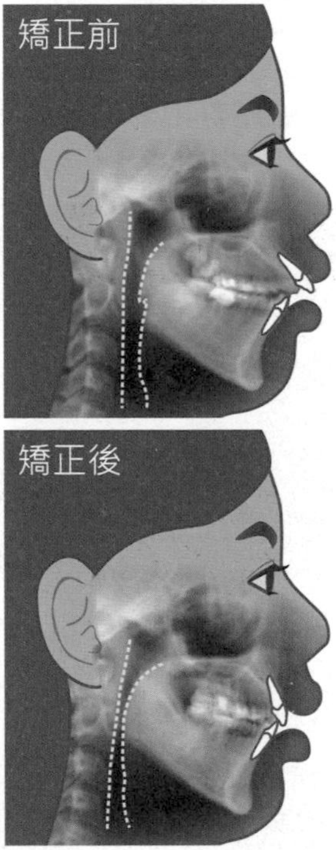

圖 2-22　拔牙矯正後，牙齒整齊但呼吸道變窄。

小兒睡眠呼吸中止症常見特徵檢測表

睡眠特徵	身體特徵	臉型特徵
1. 睡眠時出現大的鼾聲 2. 睡眠時出現暫時停止呼吸現象 3. 睡覺時出現窒息或喘氣症狀 4. 睡覺時習慣嘴巴張開用口呼吸 5. 無法躺著入睡 6. 容易尿床	1. 容易彎腰駝背 2. 有異位性皮膚炎、氣喘或容易有過敏症狀 3. 有聽力或視力問題 4. 肥胖	1. 容易有黑眼圈 2. 嘴角下垂 3. 舌繫帶沾黏 4. 小下巴、雙下巴 5. 齒列不整，特別是明顯暴牙 6. 口齒不清 7. 吃東西或喝水時容易噎到、嗆到 8. 有腺樣體或扁桃腺腫大的問題 9. 拔牙矯正病史

行為特徵	鼻子特徵	
1. 容易注意力不集中 2. 容易過動 3. 成績不理想 4. 容易憂鬱或發脾氣，甚至出現攻擊行為 5. 白天容易想睡覺（請填寫嗜睡量表）	1. 容易鼻塞、過敏 2. 經常流鼻涕或鼻涕倒流 3. 起床需要擤大量鼻涕 4. 經常感冒或出現上呼吸道感染 5. 鼻道窄	

Epworth 嗜睡量表

以您最近的生活方式做評斷，即便尚未發生，仍可試想這些情境與僅僅感覺到疲勞相比，你有多大的可能出現打瞌睡或睡著？使用以下的量表為每種情況填入最合適的數字：

0 ＝從不打瞌睡、1 ＝輕微打盹 2 ＝中度打瞌睡、3 ＝高度打瞌睡	
情境	打瞌睡的嚴重程度 （評分 0 ～ 3）
坐著與閱讀	
看電視	
在公共場所坐著，靜止且不活動（如劇院或會議中）	
在車子裡當乘客持續待了一個小時	
在允許的情況下，於下午時間躺下休息	
坐著和別人說話	
午餐後安靜地坐著，不喝酒	
在馬路上停住幾分鐘的車子裡面	
總分（這是您的 Epworth 分數）：	
總結：您可能是患有睡眠呼吸中止症的高危險群？ 10 分以上表示白天嗜睡（容易想睡） 16 分以上表示嚴重的白天嗜睡 頸圍長度：男性＞ 43 公分，女性＞ 38 公分	

專科醫師這麼說

跨科別合作，一起幫助阻塞型睡眠呼吸中止症病童

臺北市立醫院陽明院區小兒科專任主治醫師　黃正憲醫師

過去常有人認為孩子睡眠打呼是因為他們睡很熟、很好才會打呼，然而隨著醫學的進步，逐漸發現打呼並不是一件好事，甚至其中有些孩子是患有阻塞型呼吸中止症。呼吸時空氣從鼻腔、口腔、咽喉、氣管到肺部，這一連串的空間任何一個區域因為某種原因而造成狹小，都有可能形成阻塞型呼吸中止症；也因此需要跨科別的各專科醫師合作，才能對患有阻塞型呼吸中止症兒童健康有所助益。

在臺灣，兒科醫師是守護兒童健康的第一線，提供了許多優質的服務；因此對於兒童阻塞型呼吸中止症的早期發現和早期治療應有更多責任。而且，兒科醫師應該能適當處理共病症，例如異位性皮膚炎、肥胖、尿床、胃食道逆流等。此外，針對高危險族群兒童，例如難治型癲癇、肌肉病變、早產兒、先天性心臟病、基因遺傳疾病、顱顏構造異常等，相較於其他科別醫師，兒科醫師更有機會發現呼吸中止症的存在。

多項性生理睡眠檢查至今仍是診斷兒童阻塞型呼吸中止症的黃金準則，然而這項檢查曠

日廢時，專業人力備置要求也高，加上兒童可能因為許多導線在身上造成的不適感，檢查配合度低，造成兒童的多項性生理睡眠檢查並不普及。許多穿戴性裝置或是由廠商在家裡做睡眠檢查，或許可以有限度地幫忙篩檢出患童。但需要注意的是，二〇一七年，美國睡眠醫學學會認為，兒童在家做睡眠檢查有可能低估疾病的嚴重度，因此該學會建議仍需因人、因時制宜。

治療阻塞型呼吸中止症的方式很多，在外科處理之前，兒科醫師可以利用類固醇鼻噴劑或是使用白三烯類接受體拮抗劑治療過敏性鼻炎，也可以針對孩童的肥胖提供體重控制的建議。而針對外科處理之後效果不彰的孩子，兒童胸腔科醫師使用陽壓呼吸器，更是治療上的一大基石。唯有跨科別的團隊合作，才是病童之福。

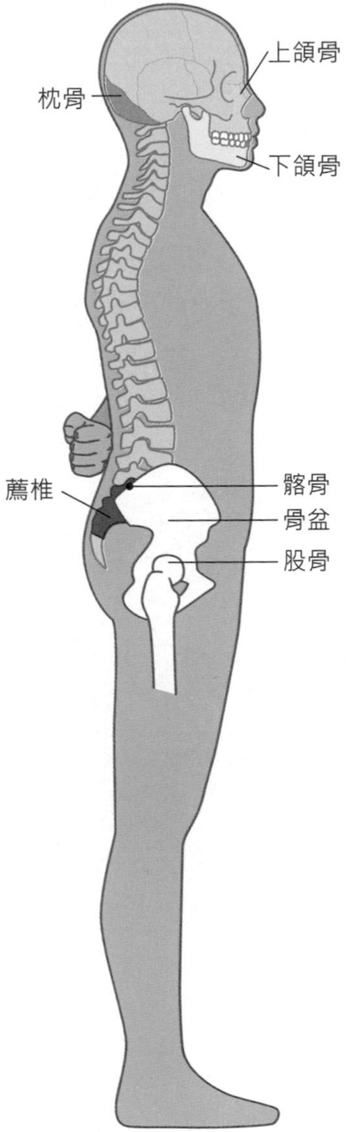

上頜骨：即上顎骨，位於臉部中央，在鼻腔兩側分別是左上頜骨與右上頜骨，中間骨縫處即是人中，上牙床是上頜骨的下半部。

下頜骨：即下顎骨，是下牙床所在之處，與上頜骨構成口腔。

枕骨：位於後腦勺，往下連接脊椎，是睡覺時躺在枕頭上的骨頭，因而得名。

骨盆：位於脊椎的下方，上接脊柱，下接股骨，是身體重心所在。

薦椎：位於骨盆後面中央，上接腰椎，下連尾椎骨。

髂骨：在腰部下面、腹部兩側，是髖骨的後上部分。

股骨：位於大腿內，是人體最長的骨頭，股骨頭的關節面與骨盆形成髖關節。

圖 2-23　本書提到的人體骨骼位置與名詞解釋

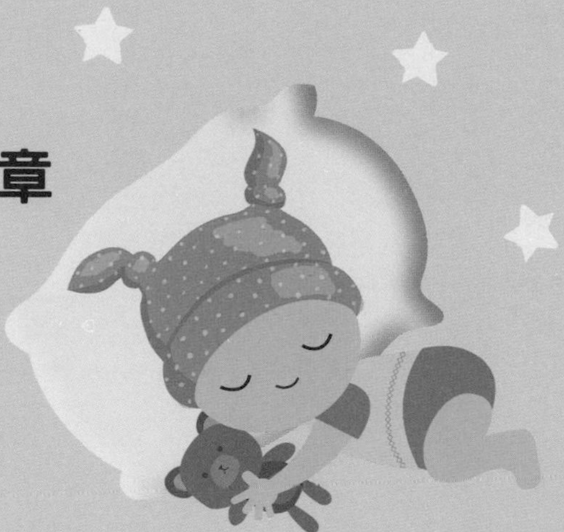

第三章

預防是最好的治療

孩子打鼾的症狀需要盡早治療，但為什麼孩子的鼻道會狹窄？下巴會變小？為什麼舌頭力量會出問題而嚴重到出現睡眠呼吸中止的狀況？為什麼嚴重打鼾的小朋友都會有腺樣體與扁桃腺腫大的狀況？

口腔功能異常，咽喉氣道會變窄

根據美國史丹佛大學的小兒睡眠呼吸中止症診療權威吉爾米諾博士與臺灣長庚醫院黃玉書醫師合作發表的學術報告，報告中一再提到「口腔功能異常導致上呼吸道大小的結構異常」，也就是說，小朋友會有狹窄的咽喉氣道，關鍵在於很多口腔功能如咀嚼、吞嚥、呼吸等出現異常。

口腔功能異常的原因在於現代的孩子一出生，就以抱奶瓶喝配方奶取代吸吮母乳、吃軟而精緻的食物，缺少吸吮和咀嚼，舌肌力和咀嚼肌肉鍛鍊不足，造成口顎顏面發育不良，口腔功能不好，鼻子會阻塞、功能變差，最後需要用嘴巴呼吸。若是孩子從小就被訓練正確的吸吮與咀嚼等口腔功能，這些問題都可以防患於未然。

預防1：孩子一出生就該訓練口腔功能

圖3-3是孩童生長發育與功能發展時期的簡單圖示，我特別標示上頜骨（上顎骨）、下頜骨（下巴）發育高峰的時間，上、下頜骨的發育是否正常，會影響到齒列是否整齊。傳統牙科矯正會等孩子全部更換為恆齒列才進行，比較容易評估牙齒排列空間是否足夠，才能決定該不該拔牙，以及該拔哪些牙。

事實上，齒列不整是因顎骨發育異常，因此，解決齒列不整或咬合不正，應該從改善牙齒周圍的上、下頜骨發育著手，牙齒自然會有足夠的空間排列。隨著更多可以幫助牙床擴張的裝置被研發出來，矯正的方向也逐漸改變，主要還是先從促進上、下頜骨發育開始。

若是孩子從一出生，家長就能引導做到以下幾點，孩子一定會有健康的牙床，日後也不必花大量的時間和精神做牙齒矯正，以及因頜骨發育異常衍生的鼻塞、過敏、打鼾、睡眠呼吸中止等問題：

1. 六個月以內正確親餵母乳。
2. 四個月開始進食副食品。

3. 六個月能進食塊狀食物。
4. 六個月以後，逐漸以塊狀食物搭配母乳餵養。
5. 三歲：乳牙已經完全萌發，有能力進食堅果類等堅硬的食物。
6. 四歲：家長幫孩子檢查牙齒、鼻子和嘴巴：
   (1)乳牙的門牙要有牙縫，如果沒有牙縫，代表牙床太窄。
   (2)犬齒要有被磨耗，也就是咀嚼時，牙齒會「像牛咀嚼食物一樣」左右磨碎食物。若犬齒尖尖的、沒有被磨耗，代表孩子咀嚼時，快速且上下咬碎食物，未來更換恆齒後，就會齒列不整或暴牙。
   (3)有沒有容易鼻塞、感冒、用嘴巴呼吸、黑眼圈、打鼾、睡眠呼吸中止症的相關症狀。

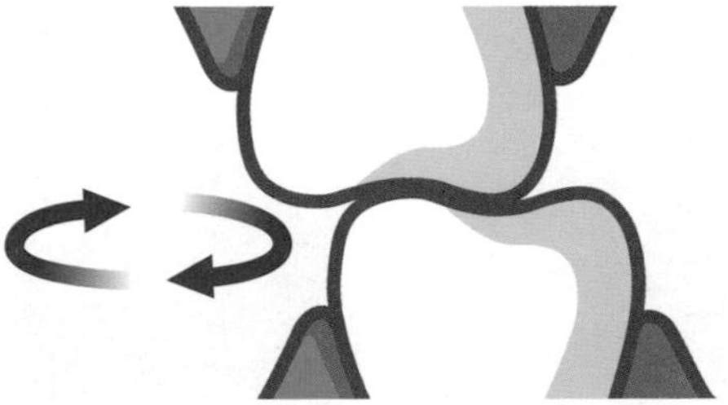

圖 3-1　像牛咀嚼食物一樣，牙齒左右磨碎食物。

小寶貝吮吸母乳訓練舌肌力，呼吸道才會健康

親餵母乳可以降低腸胃炎、呼吸道與中耳感染等傳染疾病發生的風險，**持續超過十二個月**，也有機會降低寶貝的蛀牙風險，可說親餵母乳好處多多。美國西維吉尼亞大學醫學院

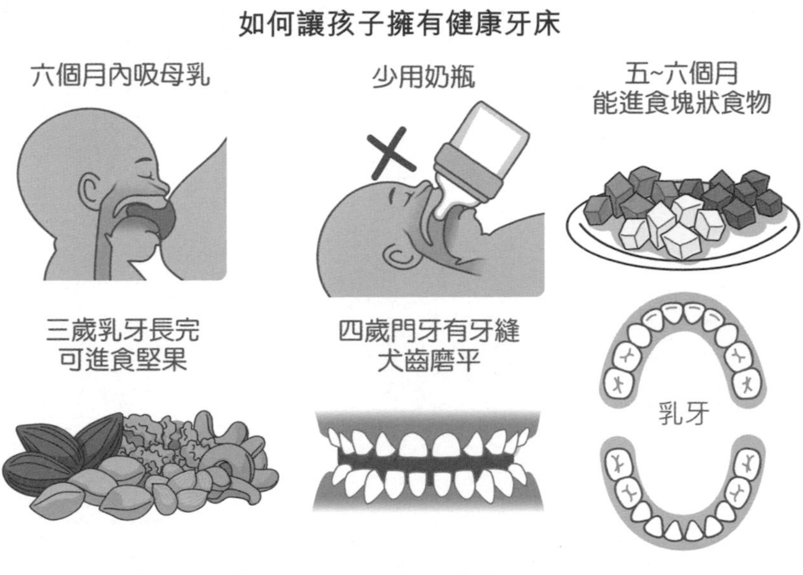

圖 3-2　親餵母乳與六個月內開始進食塊狀食物，是寶寶臉型漂亮、呼吸道健康的關鍵。

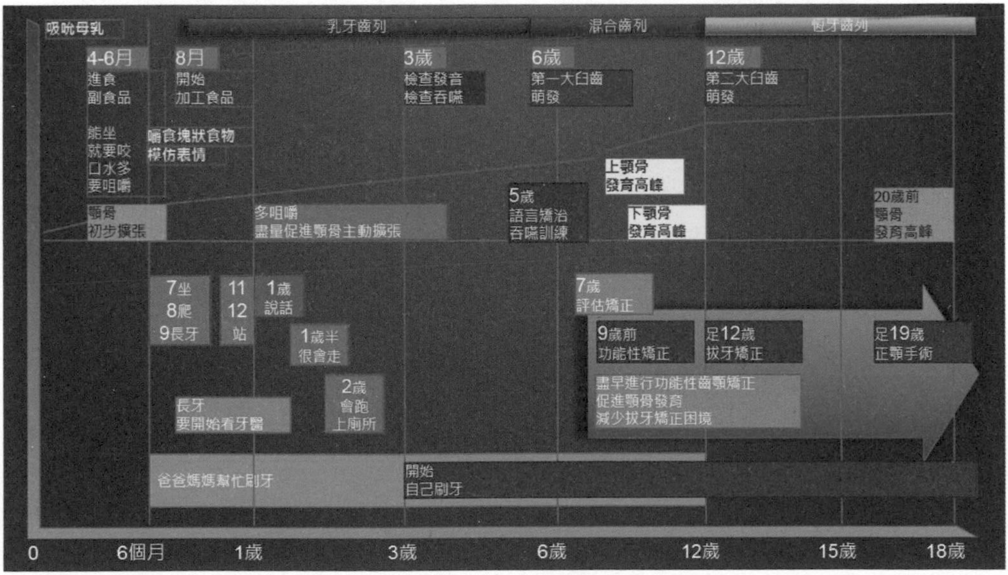

圖 3-3　孩童生長發育與功能發展時期簡圖，上頜骨發育高峰是 8~11 歲，下頜骨是 9~12 歲。

Montgomery-Downs等人透過問卷與睡眠檢查發現，親餵母乳至少二個月的兒童，出現打鼾等睡眠呼吸疾病的嚴重程度顯著降低，不管是睡眠呼吸中止次數或是血氧飽和濃度都較為理想。不同的研究也指出，親餵母乳持續一至六個月，足以保護兒童免受打鼾等睡眠呼吸疾病的影響[1,2]。

小寶貝吸吮母乳和抱奶瓶，**舌頭所花的力氣截然不同**，吸母乳非常吃力，小寶貝吸得滿身大汗，好似在為自己的生命打拚、努力，而抱奶瓶的則輕鬆多了，不僅容易喝到營養過剩的養分，也容易入睡，胃腸卻容易脹氣、鼻道狹窄。一旦習慣抱奶瓶舒適喝奶的方式，就不容易再回頭辛苦地吸母乳；然而，寶寶長大後卻可能無法獲得健康的上呼吸道而一輩子辛苦。

中國北京大學口腔醫院有一項研究指出，母乳餵養未超過六個月，比較容易出現較窄的上牙床；而抱奶瓶餵養十八個月的孩童，比較容易出現暴牙、小下巴等容易打鼾的牙齒咬合型態[3]。

現今社會中，患有鼻病、咬合不正或彎腰駝背的孩子比比皆是，飲食文化過度精緻，再也回不去老祖先餵養孩子的老路，也使得孩子們未來的健康有更多隱憂。

這好比由儉入奢易，由奢返儉難。**很多人不知道，舌頭力量對身體健康極為重要，身體**

的骨骼發育、呼吸能力，都和舌肌力有關，嬰幼兒時期沒有好好鍛鍊舌肌力，長大後就得為此付出很大的代價。

舌頭力量最大的時期就是嬰兒期，隨著年齡增長，舌頭力量會慢慢弱化，因此會出現法令紋和雙下巴，這都顯示舌頭力量不足了，身體因此會彎腰駝背，呼吸能力開始受限，直到最後舌頭硬化，大概就接近臨終了。近年來對舌頭的研究愈來愈深入，在在顯示舌頭功能需要從幼兒時期就開始訓練提升，而不是等孩子長大了，才來擔心舌頭往咽喉墜

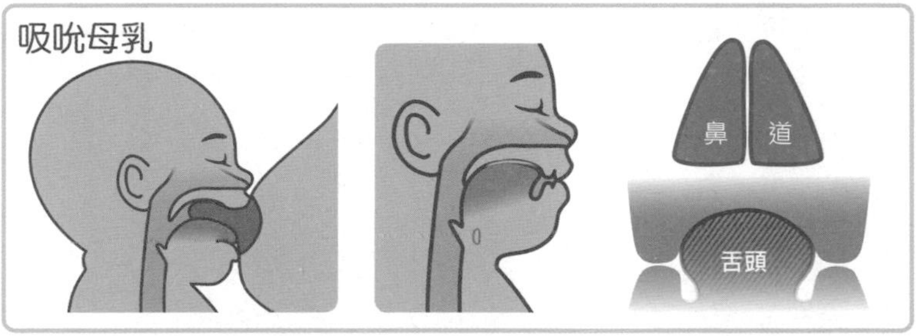

圖 3-4　嬰幼兒從小吸吮母乳，可訓練舌頭的力量，並使口腔結構發育正常，吸母乳的孩子鼻道暢通，上顎寬，舌頭有充足的空間。

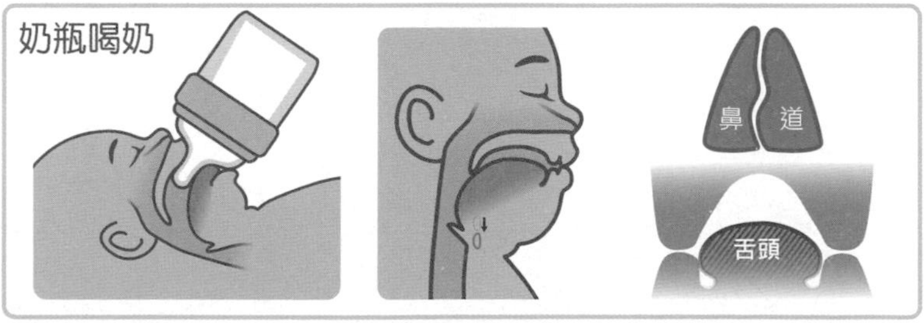

圖 3-5　研究指出若是從小用奶瓶喝奶，口腔功能會弱化，鼻道彎曲、上顎窄，舌頭無力，往咽喉墜落。

落而造成的打鼾問題[4]。

醫學報告也指出，喝配方奶會影響小寶貝口腔牙床與臉型的發育（就是窄上顎、小下巴），即使斷奶了，對口顎顏面造成的負面影響卻已無法改正。事實上，吸吮是幼兒最早展現出的本能，一旦從吸母乳改成奶瓶餵養，整個口腔顎面的骨骼、肌肉與神經功能發育都會立即改變。好比大腦在生長發育過程中，同時寫進新的程式碼，後續就會照著這個程式碼執行，所有的骨骼和肌肉結構就被迫適應這個功能，改變生長發育的形態，後續自然就不容易再改正。

愈早進食塊狀食物，愈不會發生睡眠問題

建議讓小寶貝四個月就開始進食副食品，只要小寶貝能坐，就能利用舌頭、上下牙床與臉頰來嚼食；五個月要嘗試嚼食較軟的塊狀食物；六個月要有嚼食塊狀食物的能力。學術報告也指出，**早期即嚼食塊狀食物的嬰幼兒**，擁有較長的睡眠持續時間，而且不容易在夜間醒覺，更重要的是，比較不會有嚴重的睡眠問題。

加拿大麥基爾大學 Stolovitz 等人研究一百四十三名六個月到二歲的健康兒童發現，嚼食質地較硬的食物，可以讓孩子更有能力控制嘴唇肌肉，同時可以增加舌頭的活動性，也讓小

朋友比較不需要嘴唇周圍肌肉過度活動以幫忙進食。相對於用口呼吸與舌肌力較弱的小朋友會需要大量嘴唇周圍肌肉幫忙嚼食食物，顯然盡早進食塊狀食物，有助孩子發展正確的嘴唇與舌頭功能[5]。

我認為，使用舌頭機會愈多，口顎顏面發育愈佳，上呼吸道愈健康。幼兒吸吮母乳與進食塊狀食物的咀嚼能力都非常重要，相關的舌頭與咀嚼肌肉功能提升，不僅對上呼吸道的健康有幫助，也是影響發音、吞嚥、表情肌肉的重要因素，對未來的語言發展與顏面美觀都有助益[6]。

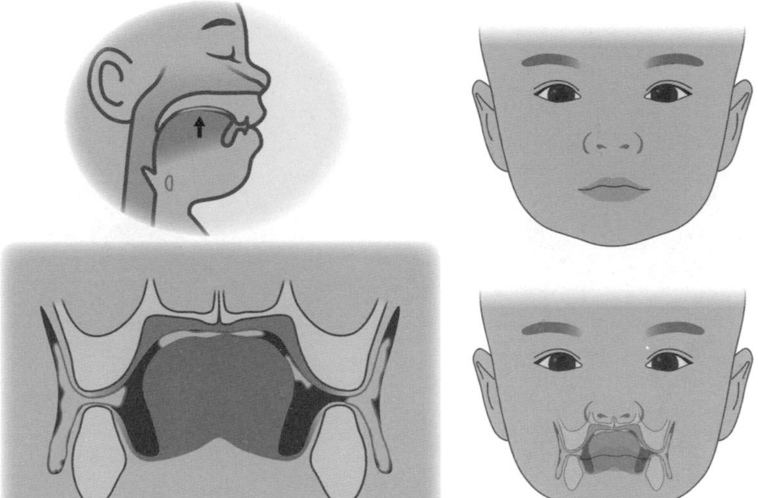

圖 3-6　小朋友在一歲半長出乳臼齒之前，都是用舌頭幫忙嚼食食物，即使門牙長出，還是以舌頭為主，如果在出生六個月就有能力嚼食塊狀食物，舌頭會刺激上牙床生長，同時讓鼻道獲得擴張，有助孩子未來不容易打鼾與出現鼻病。

雖然學術報告指出，抱奶瓶餵養對幼兒的口顎顏面生長有負面影響，但我認為，只要在出生後第五個月可以開始進食塊狀食物，重新大量訓練舌頭往上頂的嚼食動作，還是很有機會恢復舌頭擴張上頜骨的關鍵動作。

還有很多研究提到，舌繫帶沾黏手術剪除或是舌頭功能低下的小朋友，透過嚼食塊狀食物就有機會改善，避免未來上頜骨發育不良，進而造成鼻道與咽喉氣道狹窄的結果。

多數家長總是捨不得讓寶寶費力，因此餵食米精、奶精、麵糊或配方奶，讓孩子失去用舌頭正確嚼食的能力，最後就出現鼻塞、打鼾等症狀，只能讓孩子承擔父母當初不捨的後遺症，代價實在太高[7]。

與傳統需要努力覓食的類人猿和早期的人類相

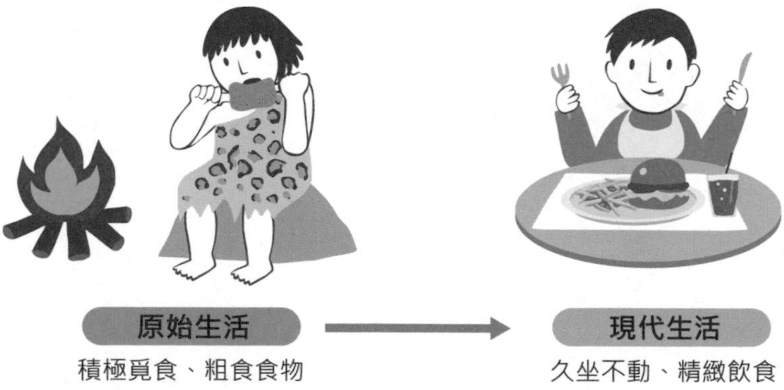

圖 3-7　現代人因常久坐不動、吃精緻食物，缺乏親餵母乳，因此身體與顏面骨骼量已較原始人減少。

比，現代智人的顱骨骨骼相對輕盈，較少使用咀嚼肌肉可能是造成現在的人臉部較小的主因，而傳統覓食者群體的骨頭比較粗壯。現代人容易患有骨質疏鬆症和增加骨折風險，主要是因農業發達，生產糧食無虞，人們不需辛苦捕獵而成為久坐不動與等待餵食的結果。

影響小寶貝口顎顏面發育不佳的不良習慣還包括咬手指、咬衣服、趴睡與各種怪姿勢，其中最麻煩的是趴睡。家長大多希望孩子睡得安穩，也希望孩子能有張瓜子臉，但趴睡的結果最後會長成國字臉，甚至因為趴睡會遮住鼻子而影響呼吸，或壓迫到咽喉，發生不少幼兒猝死的遺憾事故。

趴睡久了，牙齒周圍的牙床一定會變得狹窄，等於是人工創造了咽喉氣道的狹窄，形成鼻塞、打鼾與睡不好的狀況，也會出現睡眠時咬牙切齒的磨牙症狀，磨牙久了，當然變成國字臉；即使有較窄的部分，也只是窄在嘴唇和臉頰，下巴後緣還是國字臉[8]。

因此，習慣吸奶嘴、咬手指頭或用嘴巴呼吸，都會產生牙齒咬合的問題，必須盡早干預這些咬

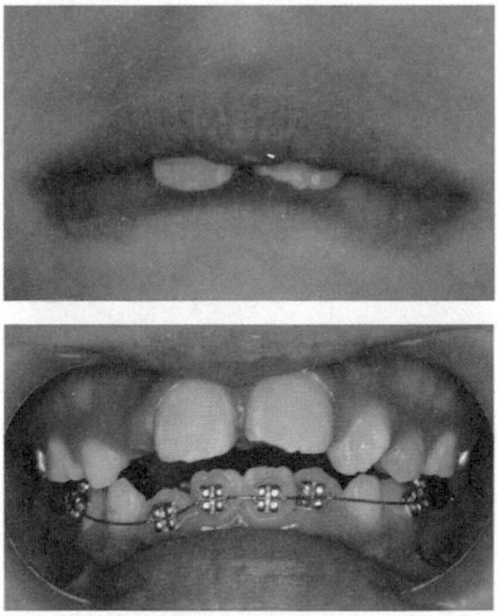

圖 3-8　咬嘴唇的不良習慣會造成上下門牙咬不到的開咬咬合。

合不正的病因，以防止惡化。如果已經出現症狀，建議透過早期齒顎矯正治療來改正，最後可促進口顎顏面骨頭正常生長。

預防2：父母的表情、習慣與表觀基因

除了遺傳因素，另一個影響孩子臉型的關鍵，就是父母親或幼兒主要照顧者的臉部表情，幼兒會不自覺地模仿家人的表情。有位病人說：「我的姪子剛出生就是戽斗臉型，可是我們家沒有人戽斗。」我立刻回說：「應該不是剛出生的嬰兒，至少是七、八個月大的寶寶。」他嚇一跳問：「你怎麼知道？」

嬰兒成長到六、七個月後，視覺才有足夠能力可以清晰分辨表情。小嬰兒原本臉型正常，一定是爸爸愛作怪，故意做一些裝可愛的表情逗寶貝笑，回去驗證後，果然是

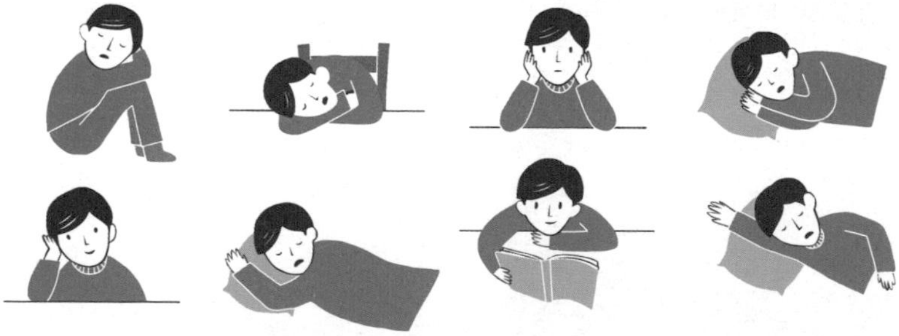

圖 3-9　趴睡等不良睡姿、手習慣撐著下巴，以及咬手指、咬嘴唇等不良習慣皆會造成牙床窄或暴牙。

孩子的爸爸常做怪表情。戽斗臉型的模仿不是藉由學習而來，而是大腦有一種稱為鏡像神經元的腦神經，會藉由觀察別人的動作，在自己的腦部自動產生同步運作，久而久之，就會模仿相同的動作或表情。

神奇的大腦自動模仿功能

因為有鏡像神經元，別人打哈欠時，我們也會不由自主地打哈欠，這是大腦自動模擬的結果。看到別人悲傷，我們也會覺得難過；看到別人高興，我們也會感到開心，所以會有同理心，對人、

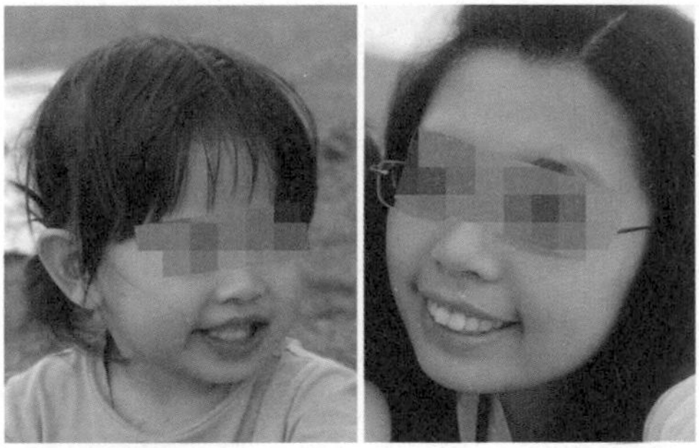

圖 3-10　這對母女的表情十分相似，正是鏡像神經元的傑作。

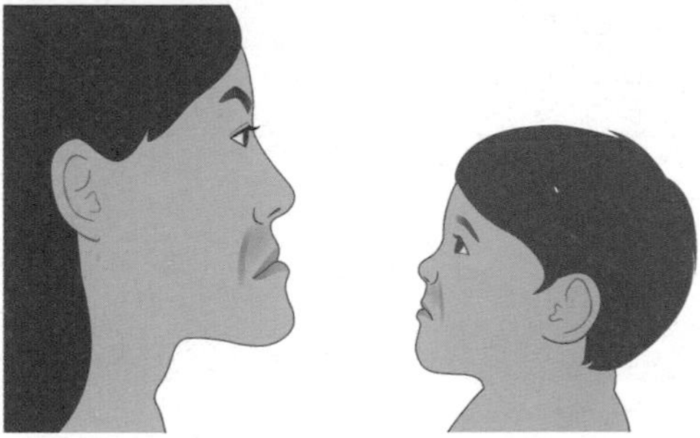

圖 3-11　幼兒會不自覺模仿主要照顧者（通常是母親）的表情。

事、物容易感同身受。鏡像神經元運作難度最高的是語言學習，大量咀嚼可以強化屬於發音肌群的咀嚼肌群，因此，有大量咀嚼過程的小朋友，發音會很清楚；從小抱奶瓶餵養而沒有能力嚼食固體食物的孩子，咀嚼肌肉功能低下，說話容易口齒不清。如果爸媽講話總是裝可愛，小朋友學的就是裝可愛的發音，如果爸媽講話太快、沒有把話講清楚，或是本身發音異常，小朋友也只能模稜兩可地學習講話的發音，受到影響的會是一輩子的生活，不可不慎。

因牙齒會受到表情肌肉的推動，產生特定的齒列。臨床上，我只要看過小朋友的牙齒排列，大概就可以推測父

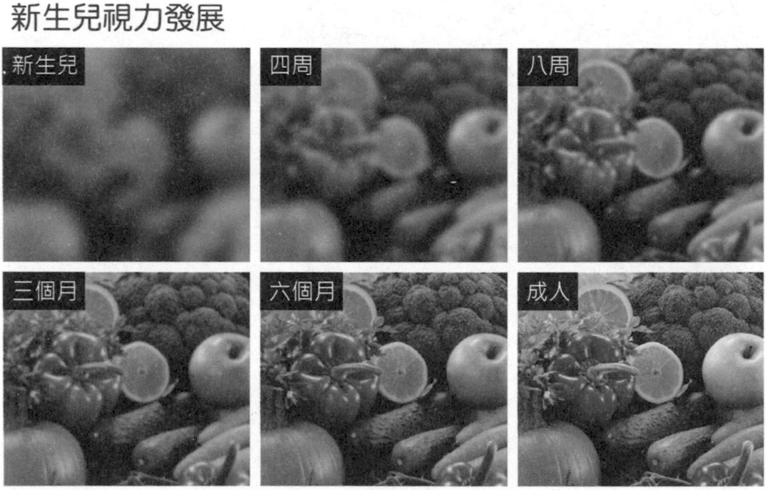

圖 3-12　小嬰兒出生六個月後，才有足夠視覺能力可以清晰分辨看到的人和物。也可以明顯辨識出爸爸、媽媽或主要照顧者的表情特徵，進而出現模仿的行為。

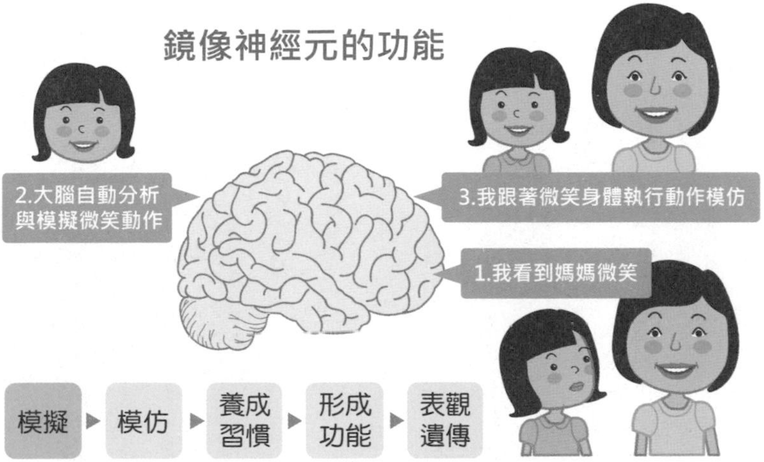

圖 3-13　有樣學樣：臉部表情常是模仿的結果，也可能影響未來口顎顏面的生長發育。

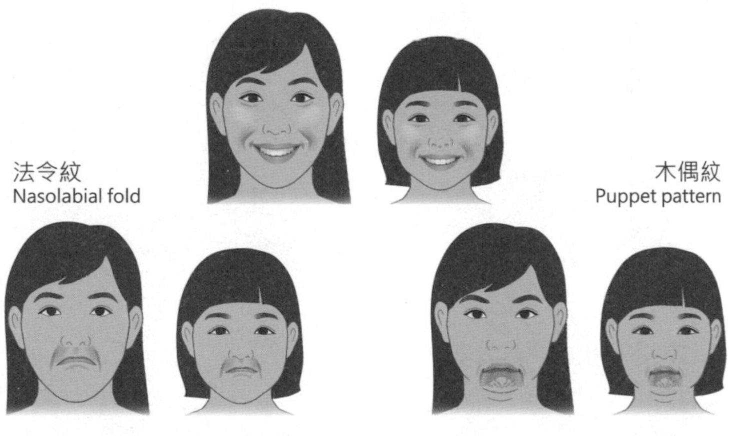

圖 3-14　媽媽往往是最主要照顧者，小寶貝天天看著媽媽，表情常常和媽媽比較像。除非以工作為主的爸爸愛做怪表情，這時候，小朋友反而會變成像愛做怪表情的爸爸。

母親或主要照顧者的個性。

小朋友從能清楚辨識眼前影像開始，大腦中的鏡像神經元會自動啟動模擬父母親表情的流程，進而產生一致的動作。我女兒不到一歲時，我發現她很愛皺眉頭，但我們夫妻倆都沒有皺眉頭的習慣，百思不得其解時，突然看到電視螢幕上正播著維也納新年音樂表演的DVD，原來是樂團指揮總是皺著眉頭，小寶貝天天看，等於有樣學樣，竟然出現爸媽沒有的表情，所以千萬不要小看這些經常出現在小寶寶眼前的表情。

看到好的表情，小朋友容易長得漂亮；看到不好的表情，小朋友可能不自覺變成戽斗或小下巴，更嚴重點，可能和爸媽一樣有怪姿勢，甚至連吃飯、說話、走路和口頭禪，都可能在潛移默化中受到很大影響。

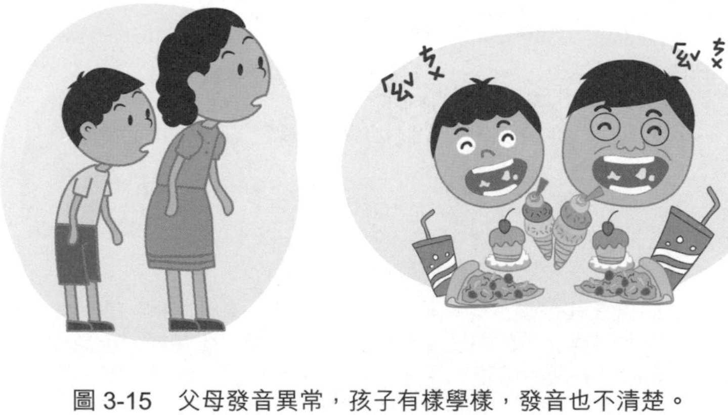

圖 3-15　父母發音異常，孩子有樣學樣，發音也不清楚。

環境和生活習慣，決定遺傳基因是否顯現

孩子透過眼睛觀察父母親的表情，產生**大腦功能區同步化的實際運作**，等到神經肌肉發育成熟，就會透過模擬表情動作，呈現與父母相同的臉型，日積月累後，父母親不自覺的表情會內化成為孩子習慣的表情。如果父母親天天微笑，孩子一樣會有微笑和自信的臉龐；如果父母親總是噘著下嘴唇，小朋友就會模擬出小下巴的臉型。

每次看到眼前表情後，大腦就會自動模擬，慢慢變成一種習慣動作，當影響大腦產生可塑性，也就是，大腦運作的程式碼重新編寫後，習慣成自然，大腦運作時自然而然產生的表情動作，就不再是模仿，而是孩子大腦自動化控制系統中的標準功能。

這些功能不見得理想，卻讓孩子的遺傳基因被改調控成適合這些新的功能，就是表觀基因調控了遺傳基因，讓符合這些功能的基因呈現，部分正常功能所需的基因卻被包覆起來，其

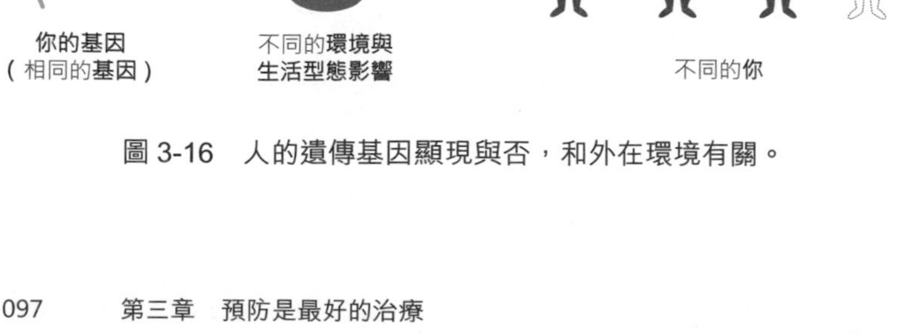

圖 3-16　人的遺傳基因顯現與否，和外在環境有關。

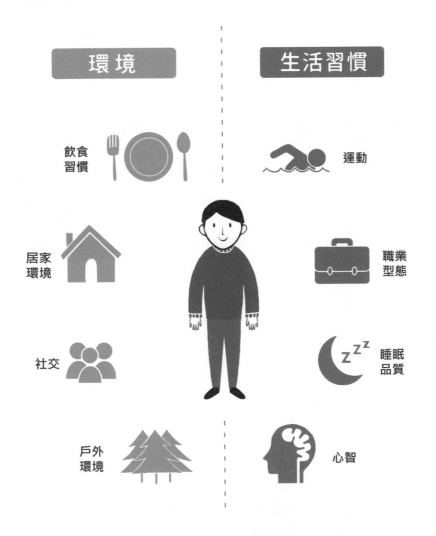

圖 3-17　環境和生活習慣都是影響基因顯現的表觀基因

實遺傳基因都在，只是有沒有顯現而已。

環境與生活習慣被稱為「表觀基因」，**人的遺傳基因是否顯現，正是受到表觀基因的影響**，基因會選擇性表現。即使是雙胞胎，也會因為表觀基因的不同影響，產生出不同的臉型與體態。表觀基因包括飲食習慣、社會環境、居家的室內和室外環境、運動習慣、工作方式、睡眠環境與習慣、社交方式、教育學習、家庭生長環境等，都會影響到孩子的基因表現。

細胞裡的遺傳基因拉長後，和一個人的身高一樣（如下圖），這麼長的基因被擠壓到細胞裡，會由特定的**表觀基因組**做調控，具有同樣基因的神經與肌肉等細胞，顯露出會呈現的基因，包覆住不呈現的基因，就可以讓相同基因的細胞顯現出不同的功能。

例如，肌肉細胞與神經細胞其實具有同樣遺傳基因，卻呈現出功能完全不同的肌肉細胞和大腦神經元，

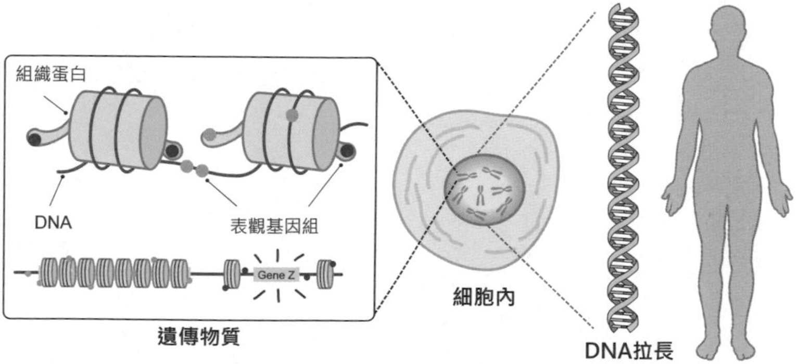

圖 3-18　表觀基因調控遺傳基因是否顯現

擁有不同的形態與功能，就是表觀基因組的影響。醫學研究甚至可以透過飲食或藥物控制表觀基因，讓總是出現特定疾病的老鼠，經過特定食物的餵養而變成健康老鼠，最特別的是，研究發現：有抽菸習慣的媽媽，因抽菸的表觀基因，容易造成下一代的壽命較短。

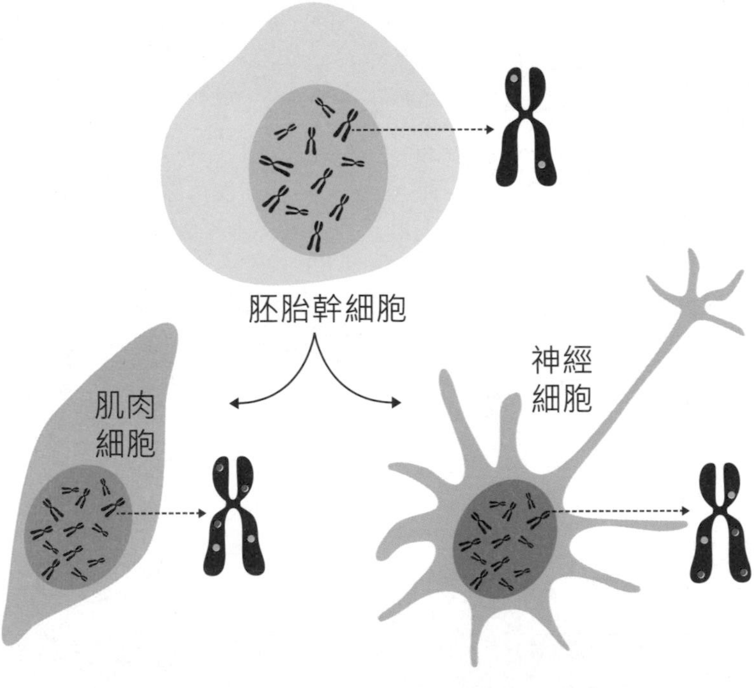

圖 3-19　基因相同但功能不同是表觀基因組調控的結果

自動學習養父母的微笑表情，孩子改變了

遺傳會影響的是膚色、髮色，如下圖這位被收養的孩子，本來並不愛笑（最左圖），但每天看到養父母充滿愛的微笑表情，在這樣的環境下生長，精神與臉型也變得和養母一樣（最右圖）。這不僅是愛的表現，也是大腦每天對父母親表情的自動學習與模仿，不只是遺傳的影響，也和表觀基因有關。環境、飲食、氣候與家庭等因素調控表觀基因，讓基因產生不同的表現型，也讓生命產生了多樣性。

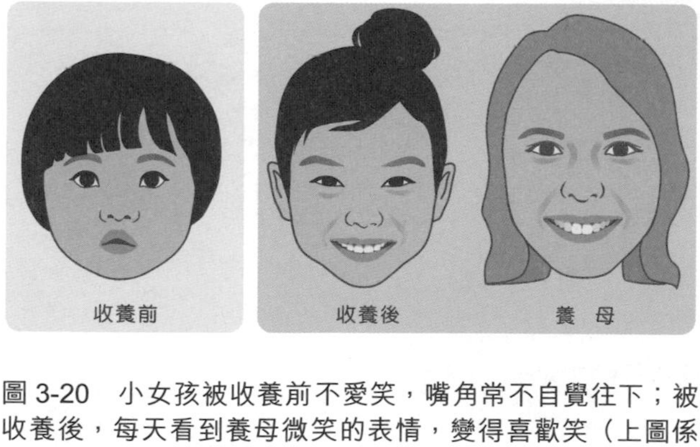

圖 3-20　小女孩被收養前不愛笑，嘴角常不自覺往下；被收養後，每天看到養母微笑的表情，變得喜歡笑（上圖係根據照片重繪而成）。

不能輕忽的餵養與呼吸方式

家庭、飲食與生活環境對一個人的影響最為明顯，飲食是人維持生命最基本的本能，而飲食習慣影響到口顎顏面與舌頭功能的生長發育。

現代父母常依照加工食品廣告的方式養育孩子，總是給孩子吃一些流質或不太需要咀嚼的食物，孩子們吃這些過於精緻的加工食物，進食能力變差，缺乏咀嚼鍛鍊而造成口顎顏面發育不良，也導致鼻子功能變差而需要用嘴巴呼吸。用口呼吸又回頭影響臉型，造成窄上顎和小下巴。孩子的臉型特徵變得和自己的爸爸、媽媽愈來愈不像。

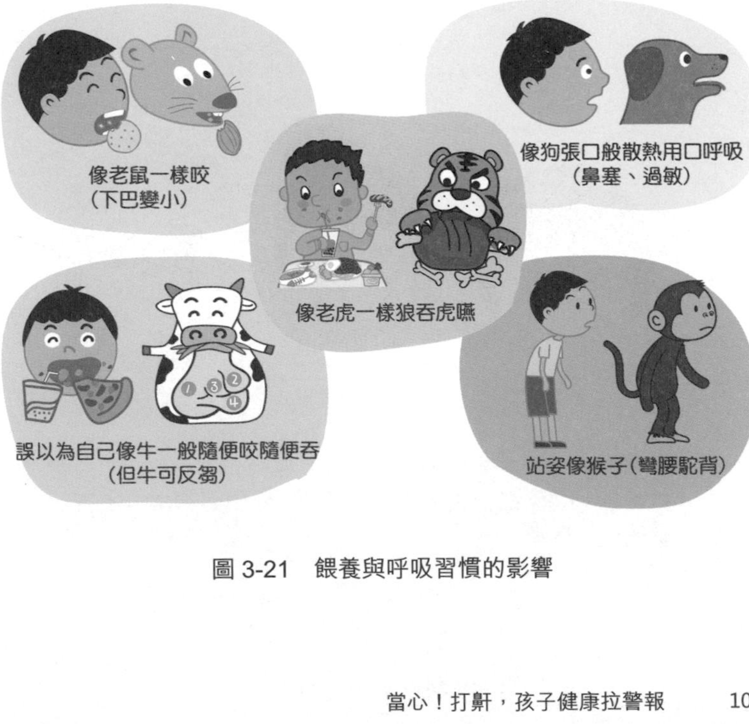
像老鼠一樣咬
(下巴變小)
像狗張口般散熱用口呼吸
(鼻塞、過敏)
像老虎一樣狼吞虎嚥
誤以為自己像牛一般隨便咬隨便吞
(但牛可反芻)
站姿像猴子(彎腰駝背)

圖 3-21　餵養與呼吸習慣的影響

吃精緻食物與用口呼吸除了造成口顎顏面發育不足、鼻子不好、睡覺打鼾、舌肌力弱而口齒不清或吞嚥異常，甚至會導致身體前方筋膜張力不足，連帶引起彎腰駝背。長此以往，孩子變得和動物一樣：咀嚼像老鼠、呼吸像狗，急著吞下食物，吃相狼吞虎嚥，加上站姿像猴子、猩猩。

有機會可以到國小、國中的校門口看看上、下學的小朋友，再看看圖示，真的會擔心下一代出了什麼問題，特別是這些問題從孩子一出生就深深影響著他們。

孩子不像我？

不要懷疑，有愈來愈多家長覺得孩子長得不像自己，特別是朝天鼻、厚嘴唇、大暴牙或戽斗，加上彎腰駝背與黑眼圈的憔悴臉龐，這都是因為從小過度保護，用奶瓶餵養、吃流質或太軟的食物、口呼吸和不運動等造成的結果。在父母創造的環境等表觀基因影響下，讓孩子無法呈現最理想的基因表徵，結果就是和父母「長得不一樣」。

口顎系統功能發育不理想的孩子，長大後當了爸媽，又重複讓壞習慣影響到自己的孩子，以前是自己和爸媽長得不像，現在變成孩子和自己長得像，像的地方卻是容易鼻塞、打鼾、過敏、黑眼圈、口呼吸和彎腰駝背，所以父母的習慣和表觀基因都非常重要，套句廣告臺詞：「好的老師帶你上天堂，不好的老師帶你住套房」，千萬別讓孩子長大後只能靠裝扮或整型來改變美觀！

專科醫師這麼說

奶吃得好不好，反映寶寶全身的問題

臺中仁欣診所兒科醫師、國際泌乳顧問　沈貞俐醫師

寶寶從離開媽媽子宮、切除臍帶後，就必須開始經由口腔來攝取營養。而寶寶需要靠十二對腦神經及六十個肌肉的協調，加上維持呼吸道的暢通，才能完成整個吸吮母乳的動作，可謂「用盡吃奶的力氣」才能順利吸到母乳。

哺乳時，有效率的吸吮，首先必須靠寶寶在口腔形成負壓，才能含上媽媽的乳房，並將乳房組織維持在口腔內。接著寶寶必須靠舌頭上抬的力氣，反覆蠕動，在口腔前後形成壓力差，奶水才能順利從乳房流出，並移到寶寶口腔後方，讓寶寶吞嚥。如果寶寶的口腔功能不佳，或是舌繫帶過緊影響舌頭上抬都可能會影響哺乳。媽媽的部分，可能會造成乳頭疼痛、受傷，或是乳汁移除不良導致反覆塞奶。寶寶的部分，可能會因為奶水移除不良，讓寶寶沒有吃到足夠的奶水，甚至體重成長不足。

不要親餵母奶，是否就沒這些問題？並非如此。口腔功能不良和舌繫帶過緊，一樣可能會影響瓶餵，例如一餐吃很久、邊吃奶水從嘴角邊漏出來等。而且口腔功能不良的孩子，更

需要親餵，因為親餵本身就是最好的口腔訓練，所以有愈來愈多口腔功能專家特別強調母乳哺育的重要性。

胎兒舌頭分化的時間約在懷孕第十週，如果之後舌頭由舌底分離得不完全，就會產生過緊的舌繫帶。而胎兒分別在懷孕十二週和十六週時，就開始有吞嚥與吸吮的功能了。如果寶寶有良好的口腔功能及沒有受限的舌頭，舌頭休息的位置會在上顎，可以幫助寶寶上顎的發育，這個現象從胎兒時期就開始了。有哺乳困難或舌繫帶過緊的寶寶，很多有高顎（上顎過窄往上隆起）的情形。高顎會讓鼻腔相對狹窄，這樣的寶寶鼻子常會發出像小猪的聲音。幸好寶寶上顎還在發育，如果能即時矯正寶寶的口腔功能與剪開舌繫帶，讓休息時的舌頭回到上顎，再加上親餵母乳來訓練口腔功能，寶寶的上顎還是能順利擴張，改善高顎的情形。我們已經知道在兒童時期上顎過窄會引起的種種問題，所以在嬰兒時期，就要讓寶寶的上顎能順利發育，親餵母乳的重要性由此可見。

此外，評估寶寶的功能一定要整體一起看，顱面神經功能不良、肢體歪斜、身體張力不足或過緊等狀況，都可能影響寶寶吸母乳。所以針對吸母乳困難的寶寶，除了舌繫帶、口腔功能，同時也需要做全身的評估，大多能在早期發現問題，進而即早處理。俗話説的「七坐八爬」，即是描述寶寶的發展里程碑，如果寶寶沒有達到發展里程碑，可能就有必要介入。

而我們從奶吃得好不好，就可以發現寶寶全身的問題，吸母乳真的可以說是寶寶的第一個發展里程碑。

第四章

口呼吸是健康大敵

口呼吸的嚴重性

有打鼾問題的小朋友或成人，總是習慣嘴巴張開和用嘴巴呼吸；習慣用鼻子呼吸的人，打鼾的機會相對較低。臺灣亞東醫院在二〇一五年的研究顯示：使用適當的封貼嘴巴裝置，可以有效改善睡眠呼吸中止症達五十％以上。口呼吸顯然和打鼾、阻塞型睡眠呼吸中止症有相當大的相關性，如果能改為用鼻子呼吸，等於解決了一大半的打鼾問題。愈來愈多研究證明，用口呼吸對身體健康與口顎顏面的生長發育有關聯。在幼兒時期正確餵養，孩子就有機會避免用口呼吸的不良習慣，詳細說明請參見第三章「預防是最好的治療」[1]。

用嘴巴呼吸的後遺症超乎想像，雖然看起來只是嘴巴張開來呼吸，但身體為了適應用嘴巴呼吸，嘴唇、臉頰、舌頭，甚至是肩頸、背部的肌肉張力都會改變，導致長久且深遠的後遺症。除了對臉型改變與口顎顏面的發育有負面影響，咀嚼效率也會變差，讓牙齒矯正的風險提高，此外，舌肌力會減弱，甚至導致彎腰駝背，出現上呼吸道疾病的機會比打鼾多三倍，長期口呼吸對臉型和口顎顏面系統造成的影響[2]：

1. 影響臉型

用嘴巴呼吸久了，嘴唇周圍的肌肉會鬆弛，但是舌骨周圍肌群卻容易收縮緊繃，身體前方從舌骨到腳趾的筋膜收縮，頭部容易前傾而彎腰駝背，小腹容易前凸，腹內壓不足而更容易彎腰駝背，且肺活量因此減少而呼吸變得短淺，維持牙齒咬合的咬肌看似因為嘴巴張開被拉長，其實肌肉的張力還是會將下巴角往後上方拉緊，於是後臉變短，下巴角變陡峭，臉型較尖變長。

因為下巴往舌根肌肉與筋膜緊繃，吃飯咀嚼時，咬肌需要採用較大的力量來協助閉上嘴巴，結果就是容易出現下巴後上方的顳顎關節會過動往後上方頂，也就是在耳朵前方常常容易出現顳顎關節疼痛的症狀，舌骨周圍肌群異常導致咬肌代償用力的問題，近年來在孩子身上愈來愈容易看見。

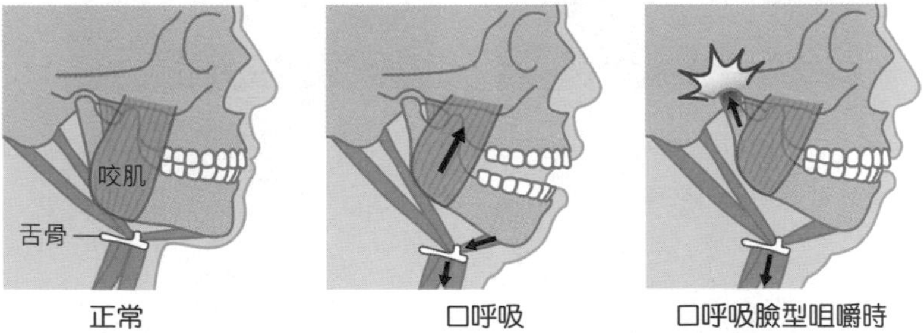

圖 4-1　口呼吸時（中圖），維持牙齒咬合的咬肌的肌肉張力會將下巴角往後上方拉緊（見黑色往上箭頭處），於是後臉變短，下巴角變陡峭，臉型較尖變長。咀嚼時（右圖），因下巴往舌根肌肉與筋膜緊繃，咬肌需用較大的力量協助閉上嘴巴，下巴後上方的顳顎關節會過動往後上方頂，而產生疼痛。

關於口呼吸的學術研究，以一九八一年哈佛等醫師的恆河猴實驗最為知名。研究人員透過手術將成年恆河猴的鼻子用矽膠堵住，經過三年，原本位在下方犬齒後外側的上方犬齒，移動到下犬齒的內側，導致牙齒無法咬合；猴子的上牙床明顯變窄，舌頭張力變弱後呈現狹長的形狀，臉型變得看似慵懶無力、沒有精神。將堵住鼻子的矽膠移除後，臉型逐漸恢復原狀，但牙齒

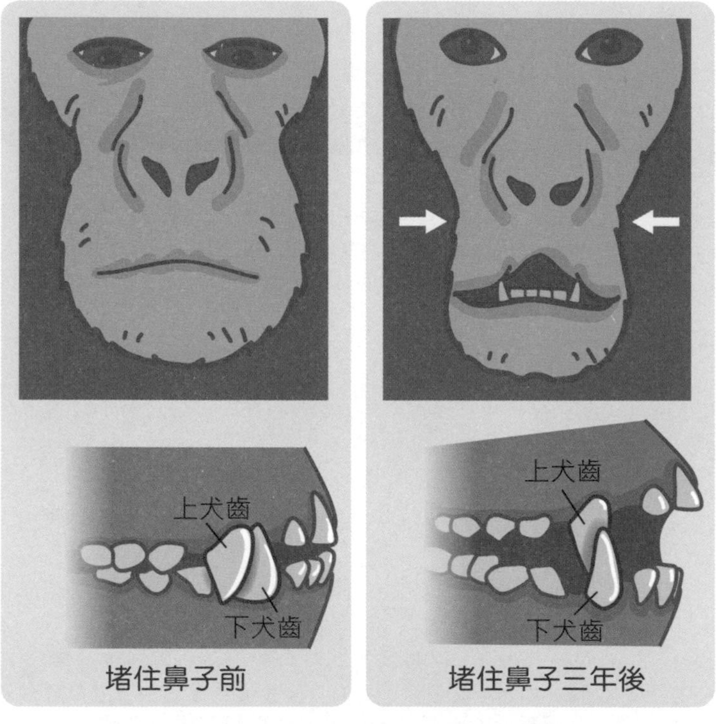

圖 4-2　恆河猴實驗，堵住鼻子三年後，原本在下犬齒後外側的上犬齒，變成在下犬齒的內側，上下牙齒咬合出現上下犬齒卡住而無法咬合。

依舊無法咬合，上排犬齒因此被拔除。從這個動物實驗的結果，可以看出口呼吸對口顎顏面的發育至關重要。這個研究因不符合實驗倫理而無法重複執行，也沒有考量到餵養習慣等真正造成鼻道狹窄而需要口呼吸的長遠病因[3]。

2. 造成容易打鼾的口顎顏面生長趨勢

長期用嘴巴呼吸的孩童，口顎顏面系統的發育確實會出現一些異常特徵，包括臉較長且狹窄、口腔較窄、顎弓較高、牙齒排列不整齊與咬合不正、嘴唇張力不足、下巴較小等，這些後遺症恰好和導致睡眠呼吸中止症的臉型特徵一樣。

也就是，用嘴巴呼吸的兒童，其頭部X光影像測量結果，和有小兒阻塞型睡眠呼吸中止症的兒童患者相似，都是張口時，臉頰向內擠壓上下

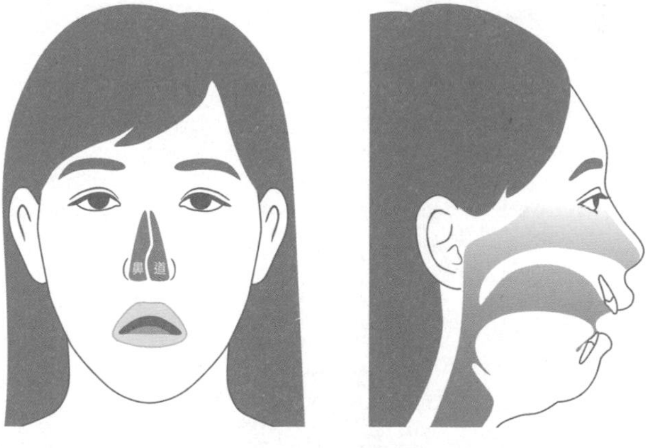

圖 4-3　長期口呼吸的孩子，口腔狹窄，舌頭活動空間小，容易有更嚴重的上呼吸道阻塞[4]。

牙床，因此口腔狹窄，舌頭活動空間小，睡眠時特別容易造成上呼吸道阻塞。習慣用嘴巴呼吸的孩子，容易有更嚴重的上呼吸道阻塞，睡眠狀況不佳，對成長與學習力影響甚遠。

口呼吸罹患上呼吸道疾病的機率比習慣打鼾多三倍

波蘭華沙醫科大學團隊與吉爾米諾博士合作的一份將近五千人問卷訪問結果顯示：八成習慣性打鼾的小朋友是用嘴巴呼吸的，不管是用嘴巴呼吸還是習慣性打鼾，都容易出現鼻竇炎、中耳炎，以及較高的抗生素使用量，而相對於習慣性打鼾，用嘴巴呼吸的小朋友出現上呼吸道疾病的可能性會多三倍[5]。

口呼吸的自我檢測

1. 外觀評估：

患者站立或坐著			患者躺著		
□是	□否	嘴巴閉不起來	□是	□否	上、下門牙咬不到
□是	□否	有黑眼圈	□是	□否	高且窄的上顎穹窿
□是	□否	臉型較窄、較長	□是	□否	上門牙牙齦發炎與牙垢多
□是	□否	彎腰駝背			

2. 詢問病史（問孩子或父母）：

□是	□否	張著嘴巴睡覺
□是	□否	發呆時會不自覺地張開嘴巴
□是	□否	睡覺會打鼾
□是	□否	睡覺會流口水到枕頭上

□是	□否	白天容易想睡覺
□是	□否	早上醒來會頭痛
□是	□否	容易疲倦
□是	□否	經常過敏
□是	□否	經常鼻塞或流鼻涕
□是	□否	學習有困難
□是	□否	難以集中注意力

3. 呼吸測試：鼻道功能簡易評估

【方法一】鏡面蒸氣範圍記錄：孩子坐著時，檢測鼻子吐氣到鏡面上的蒸氣量，標記出蒸氣的範圍，至少需要進行兩次測試。（請參考下圖）

蒸氣寬度範圍	鼻道通氣量
小於 30mm	偏低

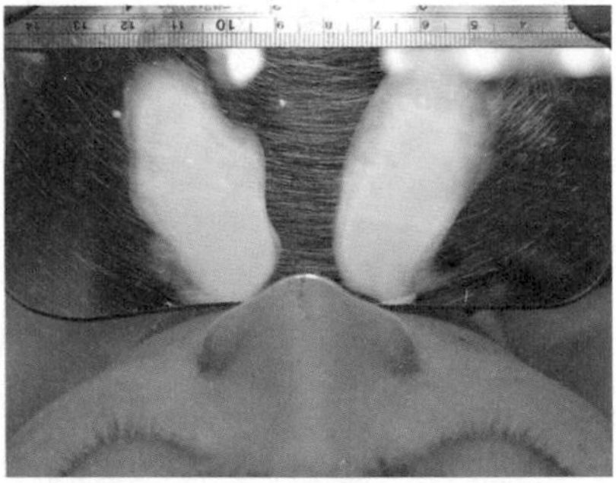

圖 4-4　鼻子吐氣到鏡面上，兩邊蒸氣量的範圍，即是鼻道通氣量，正常是介於 3 公分到 6 公分，範圍小於 3 公分，可能有鼻道狹窄的問題。

介於 30～60mm	正常
大於 60mm	偏高

【方法二】含水時間測試：讓小朋友在口中含著約十五毫升的開水，觀察他們持續含著水的時間是否可以超過三分鐘，不可以在過程中將水吞下去。

【方法三】貼嘴巴測試：用透氣膠帶完全密封小朋友的嘴巴，看看是否可以持續用鼻子呼吸超過三分鐘。

【方法四】訓練消除口呼吸的習慣：每天在家中進行訓練，直到孩子能夠恢復鼻呼吸，練習的方法請參考後續說明[6]。

口呼吸對呼吸系統造成的危害

1. 不容易改用鼻子呼吸

二〇一九年，巴西 Morais-Almeida M 等人發表最新回顧「口呼吸」的學術研究指出，根據學術上有意義的二十多篇重要研究報告與相關資料顯示，**口呼吸應被視為兒童生長遲緩**

的潛在原因，兒科醫生應以廣泛的方式評估患者。我認為，以口顎系統為診療方向的牙科醫師，更應該當作執業的重點，只要注意到孩子有用嘴巴呼吸的習慣，應立即告知和解釋口呼吸的傷害，雖然不容易改正，還是要建議家長多陪伴孩子進行練習，學校老師也可以常提醒小朋友用鼻子呼吸，對他們的健康會有幫助[7]。

不良的餵養習慣或鼻子長期過敏都會導致容易鼻塞，鼻塞時，自然改用嘴巴呼吸，長此以往會造成鼻子功能低下，而口腔周圍顏面肌肉組織為了逐漸適應用口呼吸的習慣，產生新的開口和閉口肌肉之間的平衡。

久而久之，骨骼肌肉會往習慣張開嘴巴的趨勢生長，最後導致下頜骨（即下巴）的位置轉移到自然張口的位置，想要將嘴巴閉起來就變得不容易，這也是一種表觀基因的影響，因為習慣用嘴巴呼吸，才會導致後續異常的生長發育。

口顎顏面骨骼肌肉的適應性生長，形成容易用嘴巴呼吸的結構，讓孩子不容易改回用鼻子呼吸。此外，孩子無法用鼻子呼吸，主要是因鼻子不通，必須先針對鼻子結構狹窄的關鍵病因進行改善，包括接受耳鼻喉科醫師治療鼻塞症狀，再加上牙科醫師協助上顎弓擴張改善結構。

2. 增加氣喘風險

日本京都大學呼吸醫學科針對日本近萬人的調查發現，有口呼吸習慣的人占十七％，與出現氣喘症狀有高度的相關性，也就是，可能是因為容易吸入過敏原，口呼吸習慣會增加氣喘的發病率[8]。

兒童氣喘的共同特徵是運動誘發性支氣管痙攣（ＥＩＢ），即是指運動後引起的暫時性呼吸道痙攣，這是一個保護機制，鼻塞引起的口呼吸習慣，會降低長期患有鼻炎和過敏性氣喘的病人在運動後ＥＩＢ的程度，也就是，口呼吸會降低肺功能，導致ＥＩＢ功能變差[9]。

3. 鼻子功能下降

口呼吸最大的特徵是上牙床兩排牙齒中間的上顎穹窿變得較窄且較深，體積比較小（亦即變窄、變深卻變小），口腔上方的鼻道也同步變窄而造成鼻中膈彎曲，容易引發鼻塞或鼻黏膜腫脹；原本狹窄的鼻道已讓鼻呼吸很吃力，而容易產生高速與低壓的鼻道呼吸氣流，將鼻黏膜往狹窄的鼻道吸出而更容易腫脹，鼻呼吸更加困難，惡性循環之下，更習慣用嘴巴呼吸，鼻功能更下降[10]。

用鼻子呼吸時，嘴巴輕閉會讓舌頭自然往上輕貼上顎穹窿，進而獲得較寬的上顎。口呼吸時為了讓空氣可以透過嘴巴流通，舌頭必須從輕貼上顎穹窿的位置往下牙床移動，失去舌頭支撐的上牙床會因張嘴後緊繃的兩側臉頰肌肉而往內擠壓，僅僅上百克的輕力就足以讓上牙床變窄，上牙床的骨頭是上頜骨，上頜骨是鼻腔的外包結構，上牙床擠壓等於臉頰推動左右兩側上頜骨的律動往內，不僅上牙床變窄，鼻道也會變窄，讓原本已經功能低下的鼻子功能更弱化。此外，上牙床往內擠壓反而讓下牙床出現往外的力量，造成較寬的下牙床，再加上嘴巴必須張開，下巴就呈較陡峭的生長趨勢，所以臉型容易變長、下巴容易變短。

因此，口呼吸的問題一定要治療，否則伴隨而來的就是睡不好、打鼾和睡眠呼吸中止症。學術報告指出，很多小病人在耳鼻喉科進行腺樣體與扁桃腺的切除手術，或是到牙科做上牙床弓擴張的治療讓上牙床變寬，如果因此改用鼻子呼吸，上牙床會持續往左右變得更寬，鼻子也能因此快速恢復

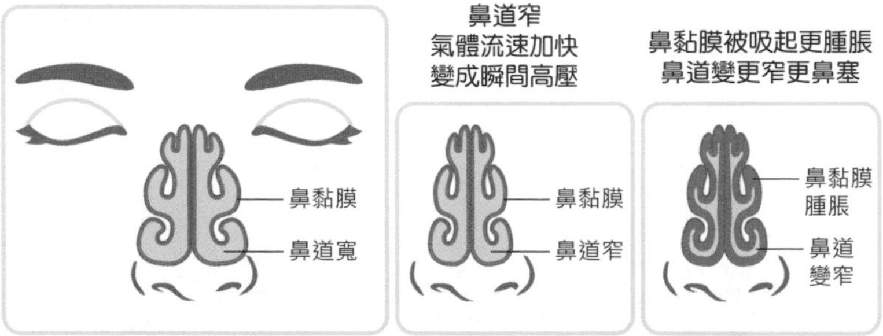

圖 4-5　鼻道窄，氣體流速加快，壓力減少，導致鼻黏膜容易腫脹。

正常功能；未治療的孩子卻相反，出現更深的上顎穹窿、更窄的上牙床、更寬的下牙床，以及嘴唇無力的錯誤生長發育趨勢。

即使透過治療改善了鼻功能，還是需要花時間和精神來改掉口呼吸的壞習慣，否則治療的成果無法長期維持，等於一切歸零。改掉口呼吸的習慣可以透過以下幾種做法：1. 睡覺封貼嘴巴、2. 隨時含一小口水走路，3. 在下嘴唇下方塗綠油精。每個項目都要徹底執行，否則會降低治療成果，很快又回到前述的錯誤生長發育趨勢[11]。

口呼吸對舌頭與姿勢的影響

用嘴巴呼吸對舌頭的影響最為劇烈，舌

口呼吸對舌頭與下巴位置的影響

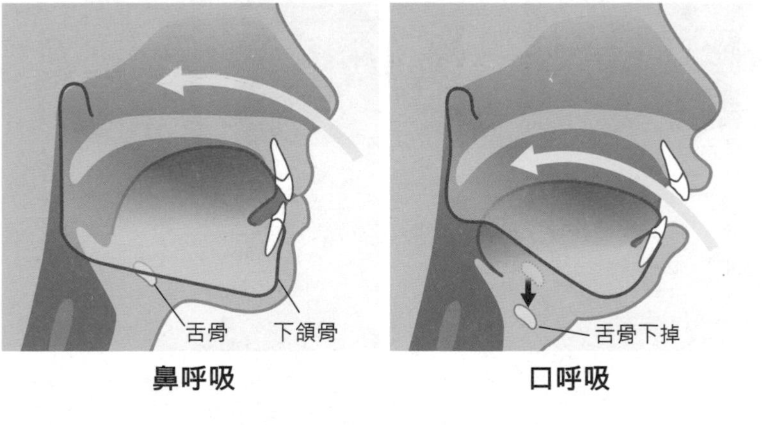

圖 4-6　為了口呼吸，舌頭位置會往後下方移動，長久會造成舌骨下掉與小下巴，且下巴角變陡峭（右圖）。

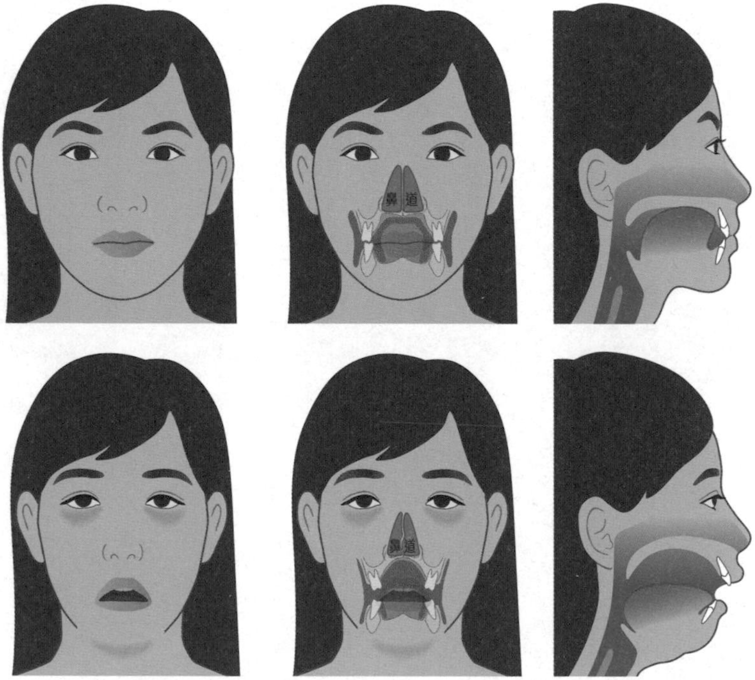

圖 4-7　口呼吸習慣造成嘴巴合不攏，拉長的臉頰會導致更窄與深的上牙床，臉也變長且窄，而為了呼吸而讓舌頭放在下牙床中間，所以下牙床會變寬，甚至出現小下巴。

頭放置的位置不正確，相關功能就會異常。以吞嚥為例，舌頭往上輕頂來啟動吞嚥反射的能力變差，必須靠嘴唇肌肉來協助，甚至需要肩部、頸部、背部與腰部等全身肌肉來輔助舌頭力量不足的窘境。

舌頭的活動空間不足會感到噁心、想吐、且進食大塊食物或服用藥丸時容易噎到、嗆到。吞嚥能力的弱化，造成罹患吸入性肺炎的機率增加，每個人的吞嚥動作不同，舌頭力量差的變成小下巴；舌頭力量大的變成戽斗或上下門牙咬不到的開咬咬合。

舌頭肌肉無力與小下巴的小朋友，同時容易出現小腹凸起、彎腰駝背、骨盆前後歪斜，且雙腿習慣往前彎曲，小腿較為無力，再加上口呼吸造成的缺氧問題，往往走沒幾步路就喊腳痠或運

口呼吸的危害

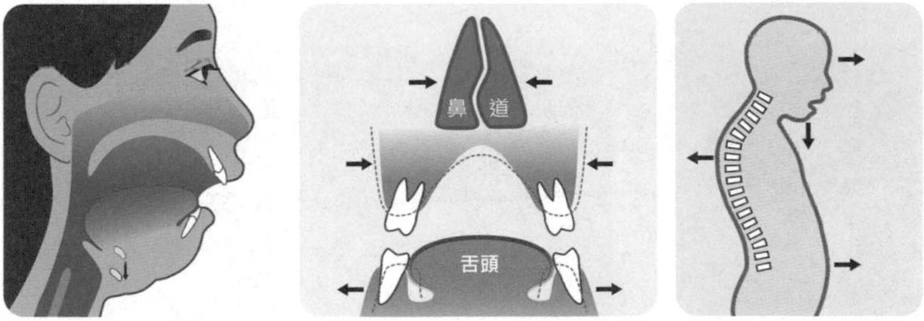

嘴巴開開、舌頭低位　　上牙床變窄、鼻道更窄、下牙床變寬　　彎腰駝背

圖 4-8　口呼吸導致舌頭位置往下，相關功能因而產生異常，如吞嚥能力弱化，必須靠全身肌肉來輔助舌頭力量的不足，造成小腹凸起、彎腰駝背、骨盆前後歪斜，且雙腿習慣往前彎曲，小腿較為無力。

動一會兒就體力不支。

口齒不清的世代——「ㄦˋㄕˊ」、「ㄜˋㄙˊ」傻傻分不清楚

舌頭位置異常的另一個關鍵影響就是發音變得異常，原本的輔助發音功能變成用改變嘴唇形狀來輔助弱化的舌頭。最明顯的就是捲舌音，臨床上最簡單檢測捲舌的方式是看看孩子能否分辨「ㄙ」和「ㄕ」的發音，並確認發音時的表情動作是否過多或異常。

請孩子從二十、二十一……一直唸到三十，並且要大聲唸出「十」，仔細聽孩子唸的是標準的「ㄦˋㄕˊ」，還是不捲舌的「ㄜˋㄙˊ」。沒錯，有口呼吸習慣的小朋友，幾乎都是ㄜˋㄙˊ、ㄜˋㄙˊ一、ㄜˋㄙˊㄜˋ……，聽起來很不可思議，卻是真真實實發生在孩子身上的狀況，只是大家習以為常了。

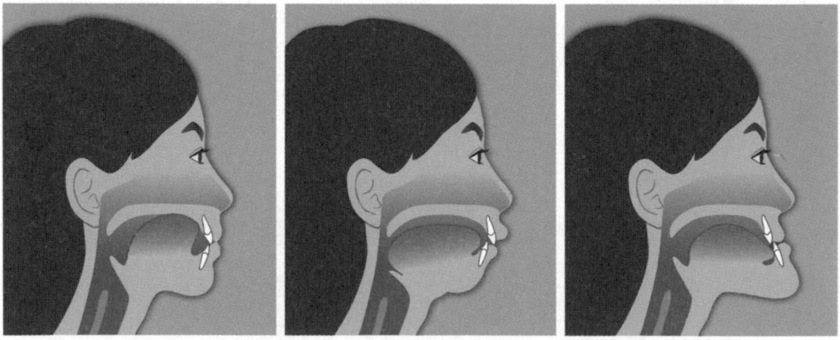

圖 4-9　口呼吸久了，舌頭位置會出現異常，舌頭無力的病人容易出現小下巴；舌頭力量大的人容易出現戽斗臉型，而且說話和吞嚥動作都會同時出現異常。

關於口呼吸對吞嚥與發音的影響，在《矯正可以不拔牙》書中有詳細說明，以下是讀者平時就可以自己做的發音練習，主要是針對影響前牙齒列為主的捲舌音，其中又以中文的「四十」開始的數字為練習重點。進行四十開始的數字練習之前，建議先從容易發出捲舌音的「七十」開始。

1.「七十七」數五十遍

練習的重點在「十」的捲舌音。為了達到練習目的，請在數「十」的同時，睜大眼睛，提高顴肌，盡量將嘴角左右張開。

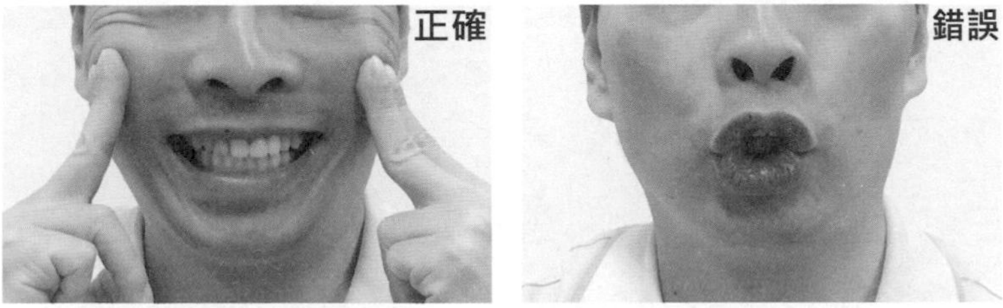

圖 4-10　練習發音「十」請提高顴肌，嘴角左右張開。

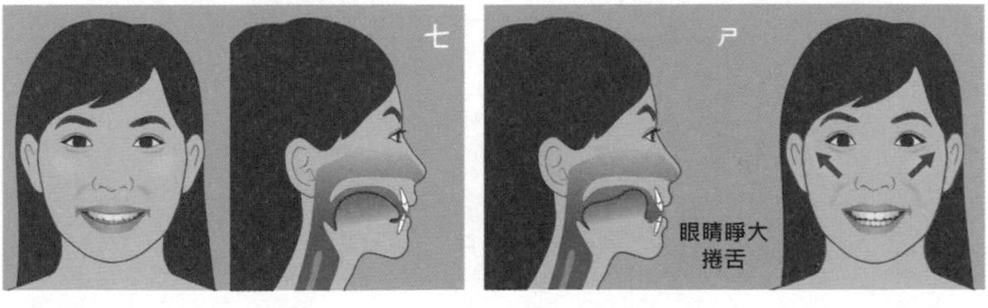

圖 4-11　發音「七十七」，發「十」捲舌音時，請睜大眼睛，提高顴肌，盡量將嘴角左右張開。

2.「四十四」數五十遍

對舌頭活動空間不理想的患者來說，將四十四唸清楚會非常吃力，請盡量先將「七十七」的練習確實做好。

進行「四十四」的發音練習時，練習重點還是在「十」的捲舌音，請在數「十」的同時，睜大眼睛，提高顴肌，盡量將嘴角左右張開。

口呼吸對牙齒的傷害

口呼吸的壞習慣也會直接影響到口腔的酸鹼值變化，呈現偏酸的環境，牙齒容易出現酸蝕或蛀牙；再加上口呼吸引起的口乾舌燥，使可以修復牙齒的弱鹼性唾液變少，導致蛀牙災情更加慘重；口呼吸也是牙結石增加的元凶之一，更是容易罹患牙周病的關鍵，特別是上排牙齒靠內側的位置，是牙結石重複產生的關鍵區域[12]。

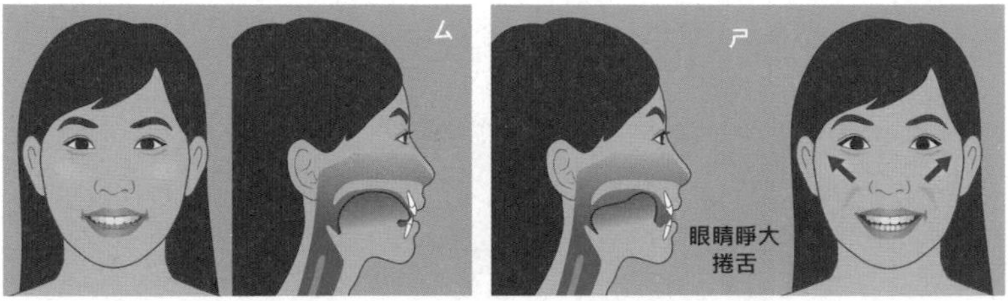

圖 4-12　發音「四十四」，練習重點仍是「十」，一樣是睜大眼睛，提高顴肌，盡量將嘴角左右張開。

早期還無法確定齒列不整和口呼吸有關，但隨著愈來愈多患者出現，更能確定二者之間的關聯。其他症狀包括有前牙開咬、暴牙、小下巴、後牙錯咬（上排牙齒未能確實咬在下排牙偏外側），以及上排左右犬齒距離短而容易排列凌亂。

臨床上很多小朋友的牙齒上布滿牙垢，一定是習慣用嘴巴呼吸造成口乾舌燥，牙垢自然容易沾黏，蛀牙填補很快脫落或刷牙總是刷不乾淨，很容易造成牙垢堆積。若孩子在進行蛀

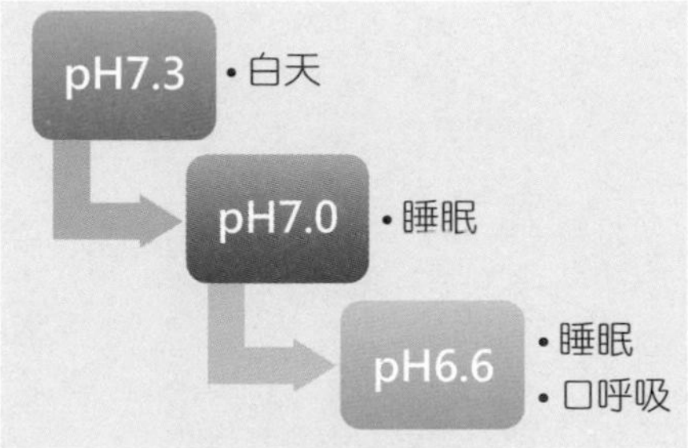

圖 4-13　口呼吸的習慣會導致小朋友在睡眠期間，出現口腔酸鹼值降到 pH6.6 的酸性環境，進而容易造成蛀牙。

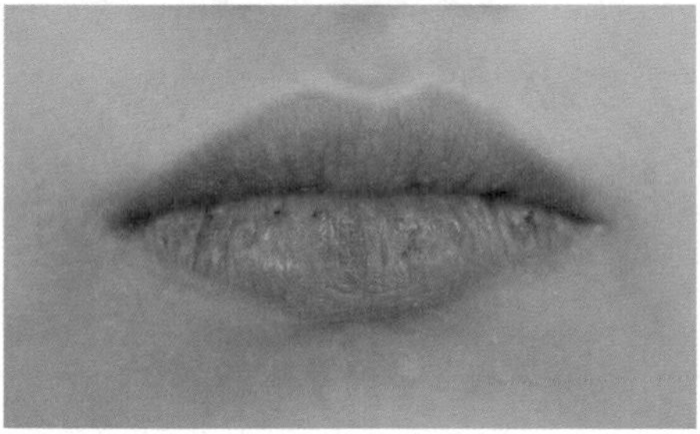

圖 4-14　習慣用嘴巴呼吸，往往口乾舌燥，嘴唇乾裂。

牙、牙周發炎或齒顎矯正等治療的同時，沒有同步改善用嘴巴呼吸的不良習慣，療效一定不理想。

雖然牙醫師可以透過矯正器為病人矯正牙齒，可是影響牙齒和上下頜骨移動的，還有舌頭與臉頰的推力，以及大量咀嚼的上下牙齒咬合力量，只要其中任何一個環節沒有確實做好，治療效果就會大打折扣。這樣的觀念需要推廣，醫病之間也需要建立比一般矯正治療更多的溝通，民眾要能理解與用心配合治療，矯正醫師更要了解相關理論與指導病人多練習鼻呼吸，雖然目前還是不可及的理想，卻是醫療發展的真諦[13]。

口呼吸與鼻呼吸的差異

鼻子主要功能是保溫、保溼、過濾與殺菌。用嘴巴呼吸會失去鼻子保護的功能，而增加咽喉淋巴系統與上呼吸道感染的風險，也會降低呼吸過程中肺部產生的正壓與負壓，讓肺部氣體循環變差，進而影響身體獲得氧氣的能力。

呼吸和手風琴一樣，手風琴向外拉開時，內部出現負壓（氣壓偏低），空氣因此慢慢進入，過程中會產生樂聲；反過來，手風琴往內擠壓時，內部出現正壓（氣壓偏高），空氣被迫擠出風管外，過程中也會產生樂聲。

運動時，身體需要的氧氣較多，所以肺部起伏快速，負壓與正壓變大以增加氣體交換。口呼吸和鼻呼吸對壓力的影響不同，口呼吸時，空氣流通的空間較大，肺部的負壓與正壓較低，氣體交換效率也較差；鼻子因為鼻孔小，呼吸時肺部產生的負壓與正壓相對較大，氣體交換會比較理想。

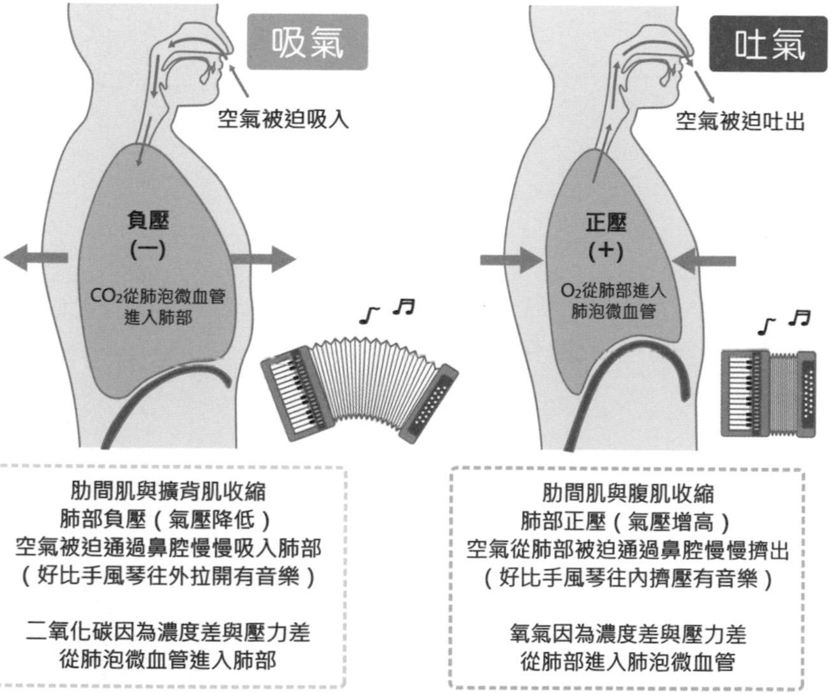

吸氣
空氣被迫吸入
負壓
(－)
CO_2從肺泡微血管
進入肺部
吐氣
空氣被迫吐出
正壓
(＋)
O_2從肺部進入
肺泡微血管
肋間肌與擴背肌收縮
肺部負壓（氣壓降低）
空氣被迫通過鼻腔慢慢吸入肺部
（好比手風琴往外拉開有音樂）
二氧化碳因為濃度差與壓力差
從肺泡微血管進入肺部
肋間肌與腹肌收縮
肺部正壓（氣壓增高）
空氣從肺部被迫通過鼻腔慢慢擠出
（好比手風琴往內擠壓有音樂）
氧氣因為濃度差與壓力差
從肺部進入肺泡微血管

圖 4-15　吸氣時，二氧化碳從肺泡微血管進入肺部；吐氣時，氧氣從肺部進入肺泡微血管。

呼吸的正壓與負壓

呼吸的負壓與正壓，以「心肺復甦術（CPR）」來解釋就很清楚，急救者身體的力量透過打直的雙手施力到被急救者的胸腔，讓被急救者的肺部產生急遽的負壓與正壓，達成氣體交換的目的。急救前要先確認上呼吸道是否有阻塞，然後快速、有效率地擠壓胸腔，才能準確產生負壓與正壓，同時讓心臟受力而產生往頭部血管內的血液流動，以達到腦部的有氧急救。

這邊會產生兩個疑問：

1. 打鼾會增加血氧量嗎？

阻塞型睡眠呼吸中止症患者的咽喉氣道窄，吐氣時肺部的正壓增高，會增加血氧交換的機會嗎？乍聽沒有錯，事實上，咽喉在吸氣就因遇到阻力而打鼾，即使吐氣產生較高的正壓，實際進入肺部的氧氣量還是不夠。

2. 是否使用正壓呼吸器？

使用正壓呼吸器幫忙將空氣打入肺部，不就隨時可以提高讓氧氣進入肺部的機會嗎？這樣的說法雖是正確的，只是吸氣過程是靠肺部產生負壓讓空氣進入，這時，肺泡微血管的二氧化碳會因負壓與濃度差的關係而進入肺部準備排出。如果靠正壓呼吸器輔助呼吸，空氣是以機器協助打入肺部，肺部在正壓的環境下，氧氣容易進入肺泡微血管，但二氧化碳排出的能力就會變差，所以正壓呼吸器能有效改善睡眠呼吸中止症，讓病患的血氧濃度回到正常值，但因二氧化碳排出的機制受到抑制，無法改善身體發炎的狀況。

連續正壓呼吸器也是改善小兒睡眠呼吸中止症的一大利器

連續正壓呼吸器可以直接增加氣壓，迫使空氣進入肺部，是有效改善打鼾與阻塞型睡眠呼吸中止症的輔具。這是成人治療阻塞型睡眠呼吸中止症的標準治療程序，小朋友也可以使用，只是我認為小朋友應該先透過促進牙床發育來改善打鼾等症狀，輔具或手術盡量排在第二順位會比較理想。

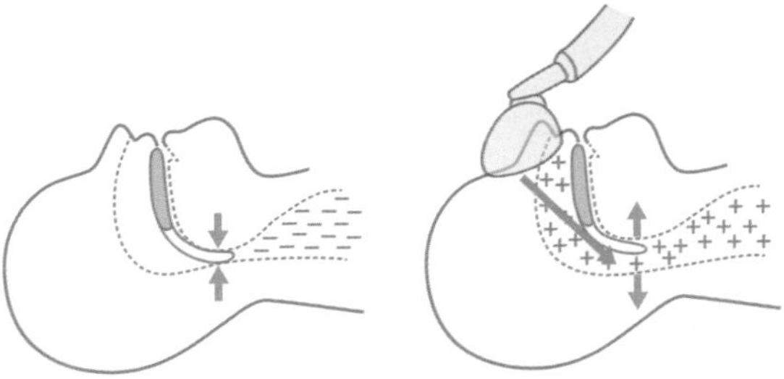

圖 4-16　氣道阻塞，氣流無法進入氣管（左圖）；使用呼吸器，正壓撐住氣道，不會塌陷阻塞，氣流可以順利通到氣管（右圖）。

自我保健這樣做

用嘴巴呼吸的習慣不容易改變，除了透過手術移除腫大的腺樣體與牙科協助上牙床擴張來幫助提升鼻子功能之外，改變習慣的關鍵在於願意持續努力用鼻子呼吸。鼻呼吸的各種訓練都非常簡單，只是需要家長多陪伴小朋友努力嘗試與練習。對年紀較小的孩子，只有鼓勵和提醒不一定有效，一再叮嚀也未必能立即獲得成效，如果家長失去耐性責罵孩子，效果會大打折扣。

我建議把下列這些方法當作親子互動的小遊戲，不但能提升健康，孩子也樂於接受，更成為家庭樂趣，促進親子關係。

1. 貼嘴巴提醒練習

當孩子分心忘記要閉上嘴巴而張開時，用透氣膠帶貼在他的嘴巴上，同時讓孩子將注意力集中在一項活動上，每次從半小時開始練習，再逐步增長時間。每天持續練習，直到孩子習慣只用鼻子呼吸，或是至少連續兩個小時用鼻子呼吸。

2. 含口溫水走半小時

含一口溫水外出走走，如果時間許可，以半小時最為理想，不然十分鐘也可以。這個看似簡單的動作，在臨床經驗中，小朋友很容易達成，一同練習的家長卻困難重重。原來家長也已經習慣嘴巴呼吸，改用鼻子呼吸會比孩子更加艱辛，最後常常是家長覺得難度太高而失敗。

3. 在下嘴唇下緣塗抹綠油精

日本進藤悅子醫師提到將綠油精塗抹在下嘴唇下緣，可以幫助孩童改善用嘴巴呼吸的壞習慣，因為嘴巴一張開就會吸到綠油精的氣味，咽喉往往受不了，只好閉上嘴巴來避免嗆到，既安全又有效。臨床上遇到最大的問題是家長捨不得，但為了孩子的健康，誠心建議大人們還是要捨得。

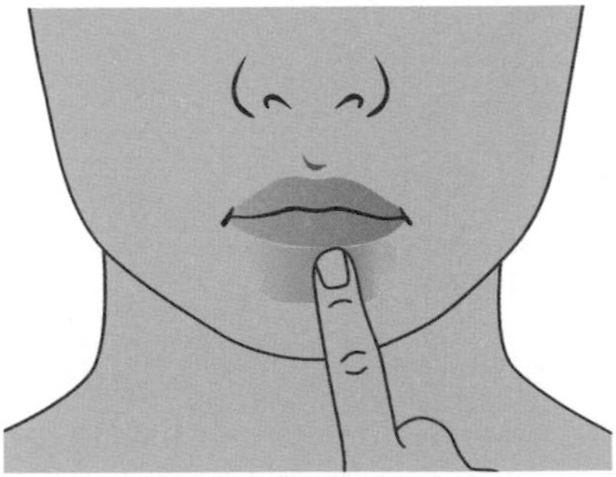

圖 4-17　塗抹綠油精的位置

4. 睡覺時用透氣膠帶貼嘴巴

需要再三強調的是，鼻子功能正常的情況下，才能做睡覺貼嘴巴的動作。而想要鼻子功能恢復正常，白天也要隨時留意用鼻子呼吸，或先給有經驗的耳鼻喉科醫師診療改善鼻子功能，或是經由牙科醫師協助上牙床擴張，輔助改善鼻道功能。鼻子功能逐漸改善，睡覺時再貼上嘴巴，安全性大增，效果也比較理想。

用透氣膠帶直接貼著嘴巴，主要是希望睡眠時依舊可以維持鼻腔的功能，同時增強呼吸時的負壓與正壓，以利肺部氣體交換。一開始可以趁孩子睡熟時，用手指壓著他們的嘴唇，確定可以順利用鼻子呼吸後，再貼上透氣膠帶。請特別注意，當孩子有感冒或過敏造成的鼻塞時，先不要使用這個方法。如果家長擔心危險，在初期貼嘴巴的過程中，也可以買鼻翼貼來擴張鼻翼，減少貼嘴巴的風險；或採用不同貼嘴巴的方式，漸進式達成密貼嘴唇的目標。

在學術研究使用的貼嘴巴裝置是同時壓住兩側臉頰，這個方法非常聰明，因為少部分病人在貼嘴巴時，依舊會用嘴巴的縫隙吐氣，貼嘴巴的裝置同時壓迫臉頰，等於強迫病人用鼻子吐氣，效果自然加倍，只是市面上並沒有看到相關的商品，所以還是建議透過自身的努力練習，才有機會在睡覺貼嘴巴的同時，順利改用鼻子呼吸。

我自己也是打鼾的族群，長年貼嘴巴睡覺；我的寶貝女兒小時候也有同樣的狀況，當她有貼嘴巴睡覺的隔天精神就會好很多，沒有貼嘴巴睡覺，第二天下午就一定要睡午覺。鼻子和所有器官一樣，都是用進廢退，有用才會有功能。改善口呼吸是一項艱難且需要長時間練習的任務，請小朋友與家長一同努力[14]。

5. 慢呼吸練習

呼吸愈急促，肺部氣體交換的效率愈低，特別是鼻功能不好的小朋友，呼吸更是急促用力，甚至可以看到用頸部肌肉拉動胸部來幫忙呼吸，整個人身形變得萎靡，嚴重時還會出現胸內凹（請參見第一三九頁蔡昆守醫師的說明），這是典型鼻功能低下引起心肺功能異常，一般會轉診到復健科或由物理治療師協助體態與呼吸調整。

呼吸訓練的原則是愈慢愈好，但是不要因為慢而喘不過氣，以標準的呼吸頻率進行，先從吸氣三秒、吐氣三秒開始，每分鐘大約十次呼吸，再慢慢拉長到吸氣五秒、吐氣五秒，每分鐘六次呼吸，維持十分鐘，可以參閱呼吸頻率與肺部氣體交換比例的參考數值。

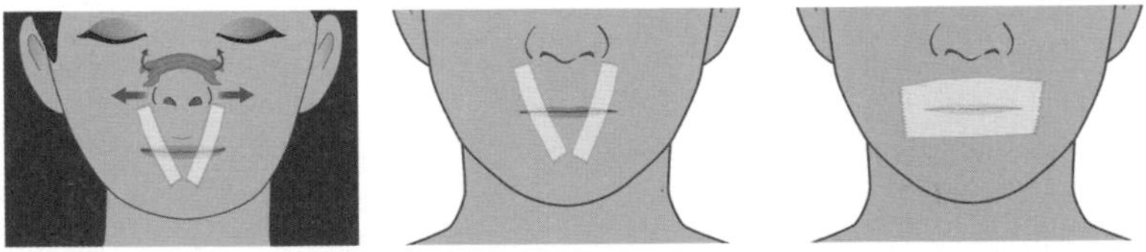

圖 4-18　一開始貼嘴巴，可以用鼻翼貼來協助鼻道擴張，初期先嘗試用倒八字的方式貼嘴巴，讓還沒有習慣改用鼻子呼吸的孩子勉強可以用嘴巴呼吸，如果白天練習鼻呼吸習慣了，就可以不要用鼻翼貼，甚至將整個嘴巴貼緊，讓孩子慢慢養成用鼻子呼吸的好習慣。

各年齡層每分鐘的呼吸速率

年齡	呼吸速率（次／分鐘）
新生兒（出生至1個月）	30～40（30～90）
嬰兒（1歲以內）	20～45
幼兒（1～3歲）	20～35
學齡前兒童（3～6歲）	20～30
學齡兒童（6～12歲）	15～25
青少年（12～18歲）	15～20

資料來源：《最新基本護理學—原理與技術》

夏天溫度高氣體膨脹，為減少單位體積氧氣減少的困境，呼吸會變得急促；或是鼻子吸不到氧氣而急著呼吸，應該到陰涼的地方放慢呼吸，唯有深呼吸才是解決的根本之道。

6. 吐氣阻力訓練

呼吸訓練也可以採用「吐氣阻力訓練器」，能有效訓練吐氣肌肉，強化舌肌力，促進呼吸能力，也可以提升腹內壓，改善呼吸時橫膈膜上下活動的效率、肺活量和彎腰駝背，同時強化內核心肌群，更被用來改善中風病人的吞嚥障礙，只是費用比較高。

透過吐氣阻力訓練是有效提升血氧量的方法，建議一開始用類似養樂多使用的小吸管吐氣（請參見《一根吸管有氧治百病》），協助增強吐氣時的肺部正壓，同時將屁股夾緊吸氣的方式來提升腹內壓，這樣可以在吸氣時順利讓橫膈膜下降而增強肺部負壓，稍微將專注力放在腰部，感覺是腰部向後推的方式來達成有效率的呼吸。當呼吸能力提升後，就不用再夾屁股或用吸管，除非病人彎腰駝背的情況很嚴重。

我甚至會請病人用釘書針釘在吸管上，使吸管的流通氣量變小，以增強吸管的吐氣阻力，讓吐氣能力更加提升，等於訓練舌頭肌力，一舉多得。透過吹氣球、吹口哨、吹氣阻力訓練器、吸管釘上釘書針來吹氣，或者將吸管一端剪成尖型當作小笛子，都是簡單、有效訓練嘴唇肌力與舌頭力量的好方法。

專科醫師這麼說

呼吸影響全身功能

福安醫院復健科主任醫師　蔡昆守醫師

呼吸是身體最重要的生理活動之一，因為我們需要氧氣進行氧化作用，將醣類、脂質及蛋白質的燃料轉化成能源供身體進行各種活動和生化反應，產生的廢氣（二氧化碳、水氣等）也需要排出，還需要氧氣合成超氧化物中和細菌、病毒來防禦身體。呼吸作用能藉由調節體內酸鹼值、溫度等維持恆定性，我們也藉由呼吸調節腹—胸部間的壓力，這些壓力變化不僅與脊椎穩定度有關（頸背疼痛），也影響了身體內液體的流動，例如靜脈及淋巴回流、腦脊髓液的循環；如果沒有呼吸動作，身體在幾分鐘內便會停止運轉而死亡，這一切都仰賴呼吸運動。

呼吸動作分為吸氣及吐氣，有各自的肌肉來執行這些動作。呼吸肌分為主要呼吸肌——橫隔、腹肌及輔助呼吸肌——胸鎖乳突肌、斜方肌、斜角肌、胸小肌、胸大肌、提肩胛肌等。身體在吸氣時使用吸氣肌拉大胸廓來產生負壓讓氣體流入肺部，原理就像拉開空的針筒時產生的負壓讓筒外空氣流入。橫隔如同活塞，此時胸部的其他肌肉要能固定肋骨防止塌陷（筒

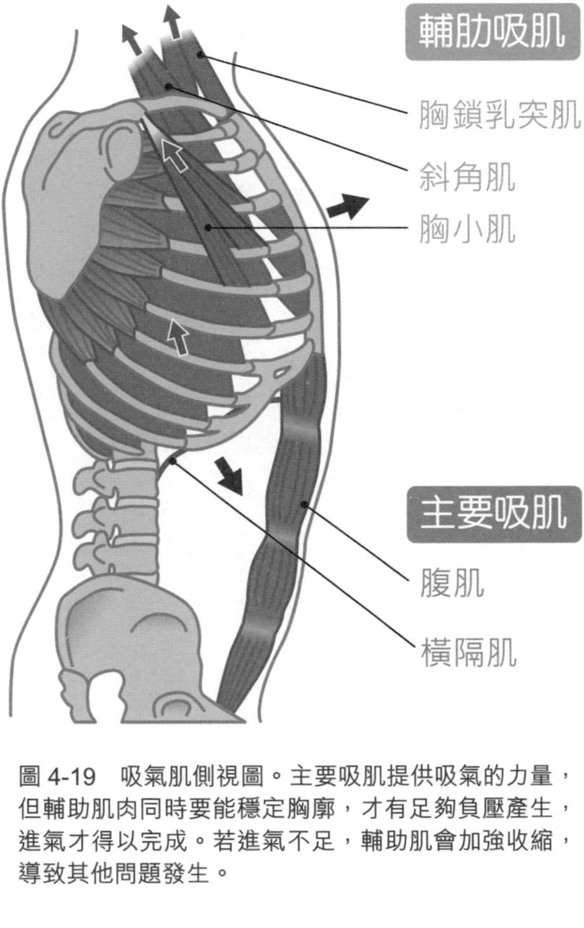

圖 4-19　吸氣肌側視圖。主要吸肌提供吸氣的力量，但輔助肌肉同時要能穩定胸廓，才有足夠負壓產生，進氣才得以完成。若進氣不足，輔助肌會加強收縮，導致其他問題發生。

身），才有足夠的負壓形成。在身體缺氧或進氣量不足的狀況下，會徵召輔助吸氣肌動作來試圖抬升肋骨、胸骨及鎖骨，增加胸廓容積以增加負壓差。輔助肌原有功能並非只有呼吸，還有其他作用：以胸鎖乳突肌為例，由枕骨乳突跨過整個頸椎連至胸骨及鎖骨，原有的功能包括上頸椎的伸展及下頸椎的屈曲、轉頭至對側等；斜方肌連結上頸椎、枕骨到肩胛骨、鎖骨，除了是穩定肩胛骨的重要肌肉外，也與頭部維持平衡有關；斜角肌有多條——前、中、後，分別於中頸椎連結至第一、二肋骨。除了抬升肋骨也屈曲頸部，前、中斜角肌更覆蓋著重要的神經血管如交感神經鍊（自律神經）、臂神經叢、椎動脈等；胸大、小肌分別由肱骨及肩胛骨的鷹嘴突連結至胸骨和肋骨，胸大肌為屈曲肩關節、內旋肱骨的肌肉；胸小肌則是控制肩胛骨動作

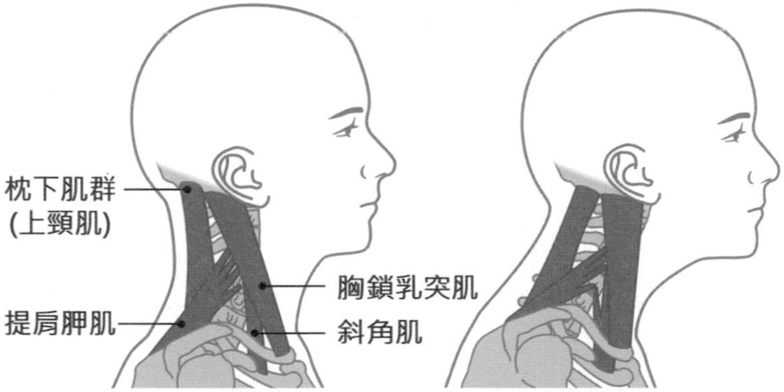

圖 4-20　左圖是正常狀況，右圖表示當輔助吸肌過度用力時，上頸椎過度伸直、下頸椎過度屈曲，整體頸脊壓力增加，容易出現頸椎問題。

的重要肌肉，過度動作常與肩胛骨前傾內轉有關。

因此，我們若看到慢性呼吸窘迫的患者（如上呼吸道狹窄、氣喘等）過度使用輔助吸肌，可能產生以下症狀：頸椎過度前彎且上頸椎過度伸展（胸鎖乳突肌），此時頸椎處於極度壓力狀況下，容易造成頸椎疾患如椎間盤突出或頭痛問題。另外由於前頸部的過度拉扯，發聲、吞嚥也可能受到影響；肩部上抬、頭部傾斜不對稱（斜方肌），容易有肩部疼痛、肩旋轉袖破裂、頭暈等問題；第一、二肋骨上抬（斜角肌），頸部彎曲或側彎側轉，容易有胸廓出口症侯群：手臂疼痛、手麻、頸痛等，也可能產生自律神經失調；肱骨則可能因胸大肌的拉扯而有內旋內收，產生圓背及胸內凹的狀況。

若症狀長期無法改善，可能固定肋骨的這些肌肉會有肌張力過強的情形產生，因而使得肋骨彈性變差，肋骨脊椎關節或肋骨胸骨關節活動度受限，進而影響脊椎活動度，肩關節、步態最終都受損傷。胸廓外形改變，其中在下肋骨會見到外翻，此時橫隔被拉扯而變平，張力便會改變。橫隔上原有多條組織器官通過，包括食道、主動脈、大靜脈、迷走神經等，不論橫隔處於收縮或舒張運動，都必須維持這些管道的關閉或暢通，正常生理功能才得以連作。如食道若因橫隔無法提供適當的張力，便關閉不全，而易有胃食道逆流。迷走神經受壓迫則易有脹氣、打嗝、便祕，甚至腸躁症等。另外血液及淋巴回流也可能受影響。

正常呼吸時，氣體經由鼻道、咽喉到氣管，此時氣體經過鼻毛過濾雜質、鼻黏膜調節溫度與溼度，氣道黏膜中的免疫細胞也會清除致病原，之後氣體才流到肺部。肺組織中仍有相當多免疫細胞繼續保護身體，若患者以口來呼吸，口及喉內的免疫組織——扁桃腺、腺性組織會增生，長期反而造成口喉管道的狹窄。呼吸也與自律神經調控有關，包括醒覺反應、情緒控制等。所以呼吸功能不好的人，不僅睡不好也容易焦慮。總而言之，呼吸問題牽連全身功能，從肌肉骨骼的穩定、腸胃道、免疫、自律神經功能息息相關，不可輕忽。

第五章

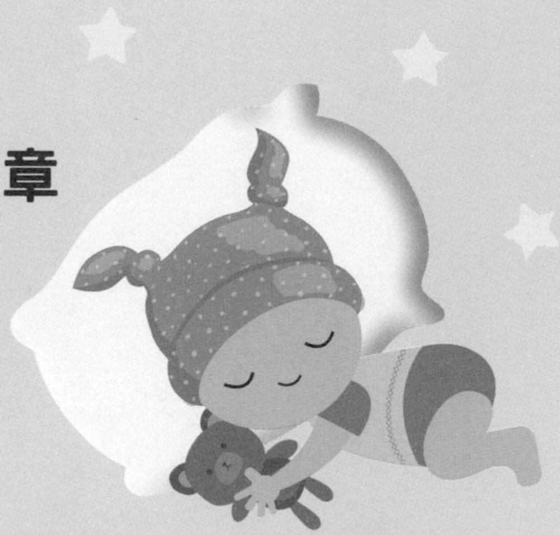

從頭頸結構
看鼻功能改善

口呼吸問題的關鍵是鼻子，只要鼻功能好，就沒有口呼吸的問題，因此，在第三章「預防是最好的治療」中，再次強調小兒餵養方式的重要。若是鼻功能差，很難真正改善口呼吸的壞習慣。牙科矯正搭配耳鼻喉科或是小兒科專科，可能是目前最理想的診療組合。臨床上，嚴重打鼾與口呼吸的病人轉診耳鼻喉科或小兒科搭配做治療是必然的。

以下我想分享多年來從頭頸結構的角度，治療鼻功能障礙的心得，這對耳鼻喉科或醫療專科醫師可能是班門弄斧，但是，醫學報告與臨床經驗都顯示，其診療效果不同凡響，因此提出來供大家參考，也許可讓有心的醫療從業人員獲得靈感，幫助有需要的小病人。

影響鼻功能因素之一——狹窄的鼻道結構

口腔的天花板是鼻腔的地板，鼻腔是左右上頜骨之間的通道，口腔功能是否正常，關鍵在於上頜骨下方的上牙床，寬闊的上牙床可以讓舌頭有較佳的活動空間，進而獲得足夠的咽喉氣道空間，降低打鼾和扁桃腺腫大的發生率。

如果上牙床狹窄，等於左右上頜骨太窄，包覆在其中的鼻腔自然就會狹窄，也容易鼻塞。當鼻道狹窄時，空氣流過的速度加快，鼻黏膜容易腫脹，這種結構上的限制，不是靠藥物或手術可以輕易解決的，還是要透過牙科醫師協助擴張上牙床，才能有效擴張鼻腔，結構問題改善了，耳鼻喉科就更容易幫助病人改善鼻子的相關症狀。

鼻子功能理想，牙齒咬合也會理想。如果齒列不整，容易有鼻中膈彎曲與鼻道狹窄的問題，上牙床狹窄的病人（左右第一大臼齒的寬度小於四公分），如果又用嘴巴呼吸，舌頭往下掉到下牙床中間，會使上頜骨更加狹窄，鼻道也會一同變窄。透過擴張上牙床的方式，可增寬鼻道，減少鼻子呼吸時的阻力，以及鼻炎與過敏現象。

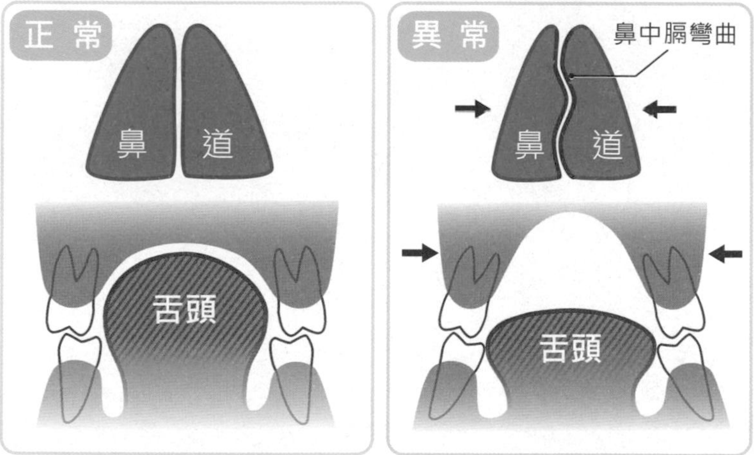

圖 5-1　上牙床寬闊，舌頭活動空間大、鼻道暢通；上牙床狹窄，鼻道也一定自然狹窄。

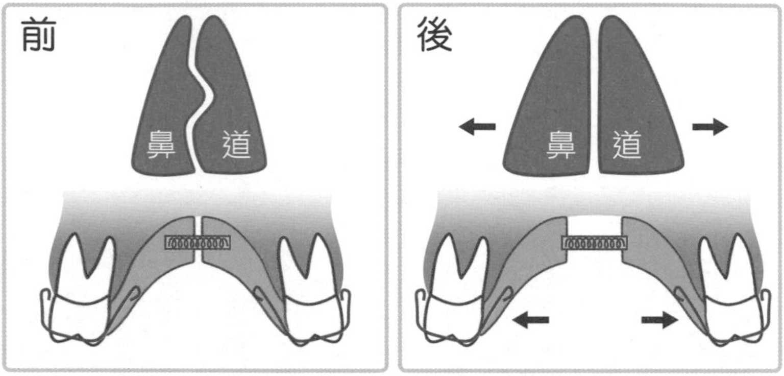

圖 5-2　牙科可以擴張牙弓改善鼻道狹窄問題，小朋友通常是透過固定式橫向擴張裝置協助，效果快又有效[1]。

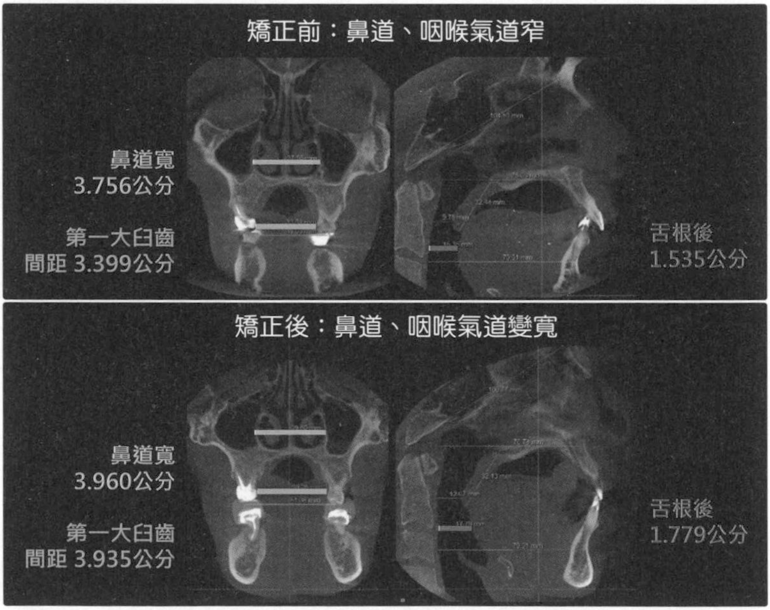

圖 5-3　這是一位五十歲才擴張牙床的病例，經過適當的活動式裝置擴張上牙床，即使已經五十歲，從 X 光片可以看出，病人上牙床變寬，鼻道也變寬 0.2 公分，咽喉氣道厚道也增加 0.2 公分。

影響鼻功能因素之二——前頜骨（上頜骨的前半部）發育不足

現在的孩子容易有塌鼻子的問題，很多家長帶孩子來做齒顎矯正諮詢時，常希望牙醫師可以協助讓孩子的鼻子挺立。鼻子塌有幾個原因：

(1)上頜骨與前頜骨發育不足，左右寬度、前後長度都不足夠。

(2)上頜骨出現往下、往後的律動，雖然上頜骨因此變得較寬，但也會過度往後壓迫，鼻子雖然因此變寬了，卻塌塌的。

(3)上頜骨出現往後上的旋轉，讓山根（鼻梁開始隆起處）位置塌陷。

(4)成長發育過程中，沒有常用門牙切斷食物來刺激前頜骨生長。

(5)用嘴巴呼吸導致臉部發育不足。

其實山根可以用手雕的方式直接挺立起來，只要治療師懂得上頜骨的結構，透過上下拉鬆額骨頜骨縫，接著用手指從口內往上、往前用力，就可以頂出山根，二十到三十分鐘就可看到效果，持續一、二個小時，就可以很長時間有挺立的山根。既然用手就能頂出山根，就表示舌頭肌力太弱，或是長期用嘴巴呼吸，失去了舌頭往上將上頜骨往前上方頂出的能力。頂出山根後，病人確實覺得比較醒腦，鼻子也感覺比較暢通，但鼻子結構並沒有大變化。

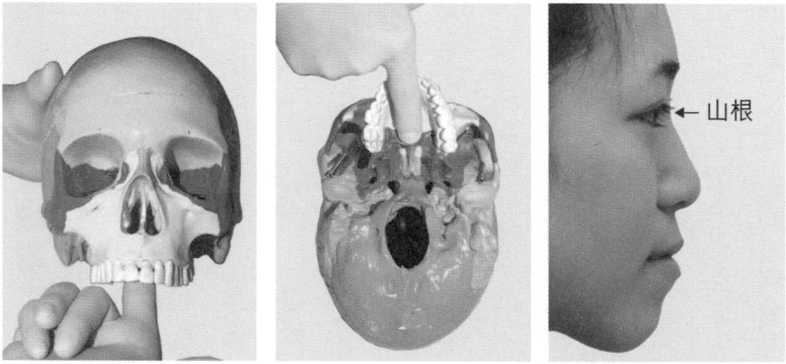

圖 5-4　透過手指在口內往上用力頂住上牙床中後位置，持續 20 ～ 30 分鐘，可以頂出鼻子山根。

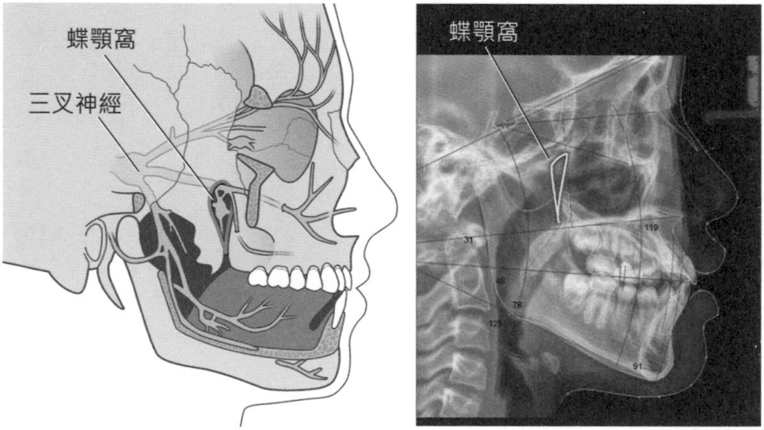

圖 5-5　三叉神經從大腦延伸出來後分成三支，朝向鼻子的分支會在蝶骨與顎骨之間的蝶顎窩有個休息站，也就是蝶顎神經節。蝶顎窩空間寬敞，蝶顎神經節的功能就會正常，鼻腔與口腔黏膜的功能自然健全；反之，蝶顎窩狹窄，蝶顎神經節功能就會變差。

支配鼻腔與口腔黏膜功能，是第五對三叉神經的中間分支，三叉神經從大腦延伸出來之後，往前分成三支，分別朝向額頭、鼻子和下巴，朝向鼻子的分支會在蝶骨與顎骨之間的蝶顎窩（見圖5-5，或稱作翼顎窩）有個休息站，也就是蝶顎神經節。如果蝶顎窩空間寬敞，蝶顎神經節的功能就會正常，鼻腔與口腔黏膜的功能自然健全；蝶顎窩狹窄，蝶顎神經節功能就會變差，支配鼻腔與口腔黏膜的功能也會比較不理想。因此，頂出山根未必能擴大蝶顎窩，也不一定可以改善鼻子功能。

此外，蝶顎窩有個蝶顎竇，是靜脈血液從眼下框靜脈回流過來的緩衝區，如果蝶顎窩狹窄，蝶顎竇的功能不彰，眼下框靜脈回流不好，就容易有黑眼圈。換言之，容易有黑眼圈與鼻子過敏症狀時，就要讓醫師評估上頷骨是否無法順利往前生長發育。

通常是戽斗、上排門牙往內傾倒或上下門牙咬不到的病人，比較容易出現蝶顎窩狹窄的問題，這時比較容易出現神經

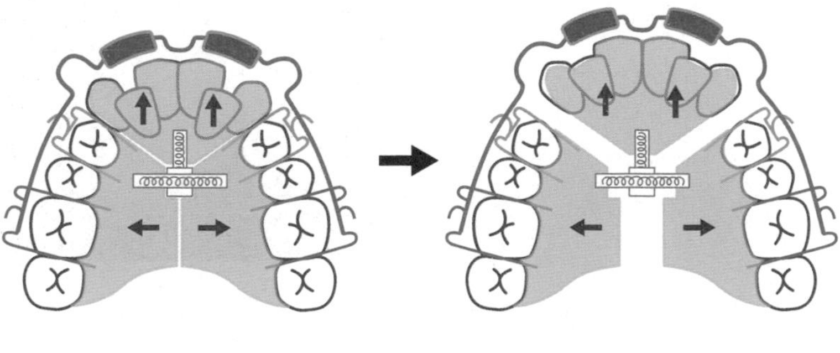

圖 5-6 上牙床往前擴大的裝置

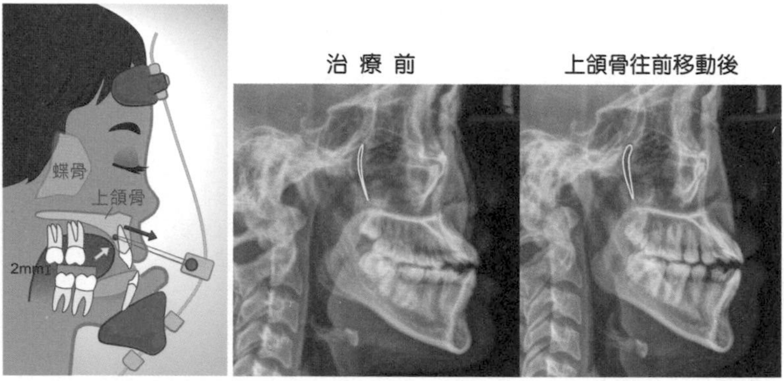

圖 5-7　上下牙床都窄的開咬咬合，透過配戴反向面弓協助上頜骨往前移動，輔以上牙床擴大的治療，可以擴大蝶顎窩。

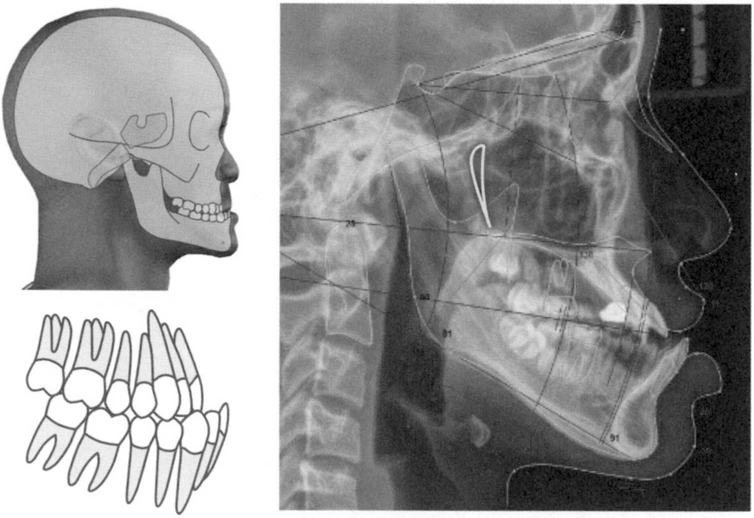

圖 5-8　戽斗咬合通常最容易出現嚴重狹窄的蝶顎窩

性鼻過敏症狀，這與鼻道狹窄引起鼻塞是不同的。另外，舌頭肌力不足與舌根骨頭（舌骨）位置偏低（低於下巴半公分以上）的病人，上頜骨與前頜骨的發育也容易不足，比較會出現蝶顎窩狹窄而造成鼻子過敏。

蝶顎窩不容易擴大，臨床上，牙科醫師會透過配戴反向面弓協助上頜骨往前移動，同時搭配上牙床往前擴大的方式做輔助，最重要的是舌頭力量要練好。一般而言，十二歲以下的兒童比較容易獲得改善，年紀大一點就不容易了。協助上頜骨往前移動的反向面弓，其中有個關鍵是舌頭要習慣放置在上牙床之間，而且舌頭力量要多練習，舌頭有力量且放置在正確位置，才有機會讓蝶顎窩往前擴大。

影響鼻功能因素之三——頸靜脈壓迫

我的牙齒矯正病人中，常有流鼻血問題，促使我開始思考可能的因果關係。鼻子每天會產出上千毫升的鼻涕，這些鼻涕是頭部的血液轉換而來的，如果鼻涕量大於一千毫升，病人就容易鼻涕倒流；如果量更多，連血液轉換成鼻涕的時間都來不及，就直接變成鼻血。

雖然一般人都認為流鼻血是因鼻黏膜太薄，其實沒有人鼻黏膜太厚，因為流鼻水與鼻涕是很自然的現象，光是溫度變化就會發生，鼻黏膜太薄顯然不是關鍵，唯一可能的解釋是頭部血壓偏高，其原因之一是從頸動脈往上的血太多；之二是從頸靜脈往下排出的血液太慢，也就是供給太多、排出太少，可能是動脈血氧濃度不足，腦部又急需氧氣，所以頸動脈壓提高，加壓把血往頭部送。頸動脈壓高會造成一些特別的頭部疾病，最常見的是中風與阿茲罕默症等失智問題，其次是增加睡眠呼吸中止症的機率。

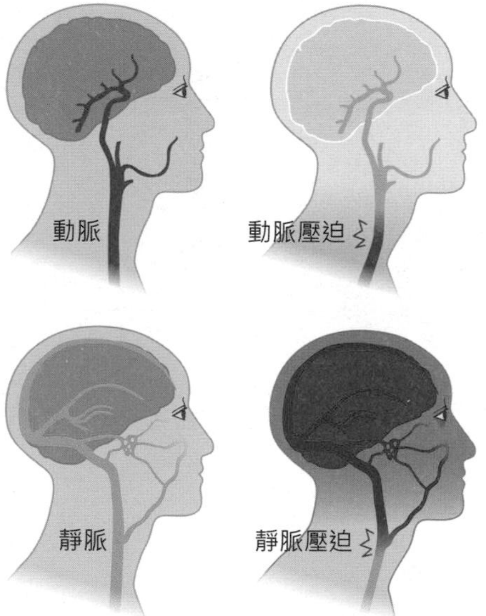

圖 5-9　心臟透過頸動脈將血往上送到頭部，頸動脈受到壓迫，血無法往頭部，就需要加高血壓將血送往頭部；而頸靜脈讓血向往下排出，頸靜脈受到壓迫，血會來不及排出。

嚴重打鼾的病人，愈打鼾愈容易出現睡眠呼吸中止。因為身體的血氧濃度愈低，就需要靠較高的動脈壓將血打到頭部，但腦壓一旦偏高，中風機率高、失智風險高、咽喉氣道阻塞機率愈高，也就是睡眠呼吸中止症的嚴重程度愈高。

我有位醫師朋友卡捷提爾・拉森（Kjetil Larsen）長時間研究頸動脈與靜脈對頭部腦脊髓液與頭部水腫的影響。他曾提到，正常的單側頸內靜脈血流每分鐘約四百毫升，若是頸靜脈血流量低於每分鐘一百六十毫升，就算有顯著的阻塞，而每分鐘低於五十三毫升的流量，則與大腦血栓形成有關。

曾有位意識混亂、視力模糊、精神受損和長期疲勞等問題的病人向他求診，幾項影像醫學檢查顯示正常，但腦下垂體被壓迫，部分腦區已經擴張，腦脊髓液量增加而出現顱內高壓，自然也有容易鼻塞和鼻竇發炎的現象，超音波檢查左右頸靜脈血流每分鐘約一百八十毫升到二百五十毫升，有頸靜脈阻塞問題。經頭部擺位舒緩頸椎後，順利讓頸靜脈回流提升到每分鐘六百毫升，休息一段時間，還能維持每分鐘四百毫升的理想水準，頭部不適症狀也減輕不少。

人體的頸椎往後或往前過度彎曲，因第一、二頸椎對頸靜脈造成的壓迫，會造成頸靜脈狹窄，頭部擺正後，頸靜脈的流速可回復到每分鐘四百毫升以上。顯示出：一、頭部姿勢可能影響頭部靜脈回流，例如，打鼾病人常有短頸、脖圍粗與駝背的現象；二、牙齒咬合是影響頸椎彎曲程度的關鍵，主要是下巴後縮會讓枕骨（位於後腦杓，往下連接頸椎）往前，導致頸椎往前過度彎曲而容易壓迫頸動靜脈；三、臉頰的頰肌往後延伸的筋膜直接連接到第

一、二頸椎，舌頭力量不足會導致頰肌過度收縮，而拉動上頸椎往前，而影響頸動靜脈。

我曾在醫學會議聽到心臟內科醫師提到，頸靜脈壓迫會導致頭部瀰漫性水腫與嚴重癲癇，顯然頸靜脈功能是否正常也會影響鼻黏膜腫脹、鼻竇炎甚至舌頭水腫。我畢竟是牙醫師，還是需要神經內科醫師的專業與合作，進一步探討頸靜脈阻塞對頭頸部瀰漫性水腫與鼻病、睡眠呼吸中止症的相關性[2]。

頸動脈狹窄和血壓增高與打鼾的相關性

前面提到，頸靜脈被壓迫而產生頭部瀰漫性水腫，進而造成腦功能異常，發生癲癇、鼻塞，甚至舌根水腫而出現打鼾和睡眠呼吸中止，而最近愈來愈多醫學報告提到，頸動脈狹窄與打鼾、失智有明顯的關聯；知名期刊《Laryngoscope》在二〇一九年最新的論文也提到：吸菸、高血壓、心臟病、高膽固醇血症、糖尿病和中風都與超過五十%的頸動脈狹窄相關，而打鼾病人的頸動脈狹窄風險是非打鼾者的兩倍，顯然慢性疾病與習慣彎腰駝背病人也需要多加注意頸動脈狹窄進而出現打鼾失智的風險[3]。

二〇一八年澳洲阿萊德大學 Kontos A. 等人的論文提到：有打鼾與輕度睡眠呼吸疾病的小朋友會出現**頸動脈流速增加**的現象，同時伴隨有**發炎因子濃度增加**的現象。由倫敦大學學院（UCL）科學家領軍的團隊，在二〇〇二年對三千二百名五十～七十四歲病人進行頸部超音波檢查，再監測認知功能十四年。發現脈搏最強的人，認知功能下降風險比一般人提高五十％，原因可能在於隨血液流到大腦的力量會破壞大腦的血管網絡[4]。

頭部血壓高的另一個問題是，排出的血流受到抑制。當頸靜脈或後脊椎靜脈無法提供足夠的管道讓頭部的血排出，這時可能因鼻涕

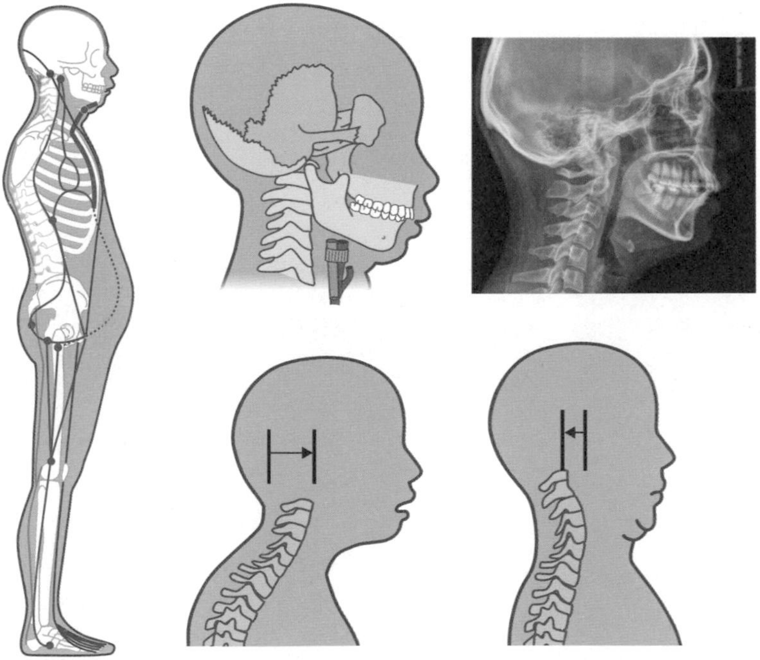

圖 5-10　小下巴病人咽喉狹窄，為了呼吸頭部會不自覺往前伸，反而容易壓迫到頸動脈與頸靜脈血流。

太多而出現鼻涕倒流，甚至開始流鼻血。而腺樣體與扁桃腺一旦發炎，也成為血管通透性好的地方，可能也因此容易腫脹。最後是舌根，頭部血太多，也可能往舌根與咽喉走，造成舌根與咽喉水腫，加重對咽喉氣道的擠壓，產生更嚴重的阻塞型睡眠呼吸中止，缺氧則加重身體酸化與水腫，局部的血液循環更難改善，當這些區域都無法再湧進血流，剩下的就只有大腦，腦壓一高，中風機會就大增。同樣的，癲癇症狀也是大腦瀰漫性水腫的後果，改善的關鍵應該從頸部姿勢著手，盡快恢復頸靜脈回流。

頸靜脈的流通為何受到影響呢？我研究過下巴位置影響頸椎的相關性，現在孩子的上下頜骨發育大多異常，容易彎腰駝背姿勢不良，頸椎的支撐變得很辛苦，頸前與頸後的肌肉需要加大維持頭部姿勢的能力，而小下巴病人為了維持呼吸道呼吸能力，頭部會前伸，因此壓迫到頸動脈與頸靜脈血流，頸動脈與頸靜脈連同第十、十一與十二對腦神經，一起被包覆在類似保鮮膜的頸動脈鞘之內，試想，用保鮮膜包覆的管子一旦受到壓迫，更容易彎折，這個彎折不易出現在血壓較高的頸動脈，反而容易出現在血壓較低的頸靜脈。因此，是彎腰駝背的不良姿勢使頸靜脈血液流通不良。

為解決頸部因彎腰駝背而導致血流不順的問題，可以做頸部的拉伸練習，幫助頭部排除血流。我建議流鼻血的小朋友可以拉長脖子，動作很簡單，將頭與背靠著牆壁，努力讓頭往

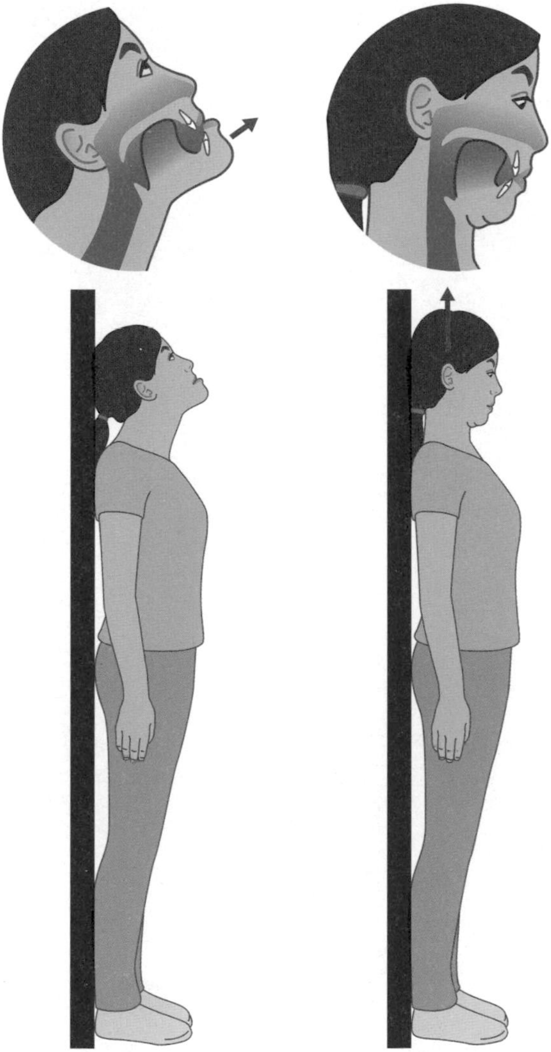

圖 5-11　舒緩頸部肌群運動可解決頸部血流不順的問題，將頭與背靠著牆壁，努力讓頭往上仰，下巴刻意往前上方伸出（左圖），約三～五秒後，再努力將頭往下壓（右圖）三～五秒。

上仰，下巴刻意往前上方伸出，約三～五秒後，再努力將頭往下壓三～五秒，要記得做每個動作時，頭與背都不能離開牆壁，才能拉伸頸前與頸後肌肉，恢復頸部肌肉張力，促進頸靜脈回流。很多小朋友這樣多次練習，加上深呼吸與慢呼吸來增加血氧量，減輕頸動脈的壓力，說也奇怪，流鼻血的問題就改善了。

三井弘醫學博士在所著《改善脖子僵硬》中提到跳繩對頸椎位置的改善，是個可以參考的方法，長年過度使用肩頸肌肉的人（例如牙醫師），稍微跳跳繩，肩頸馬上得到舒緩，如果加上熱敷與頸部肌肉拉伸，可以加快肩頸肌肉舒緩的成果。建議病人每天跳繩五分鐘，相當於慢跑半小時，五分鐘的跳繩很容易且不受場地、天氣的影響，是可以每天做的簡單運動。

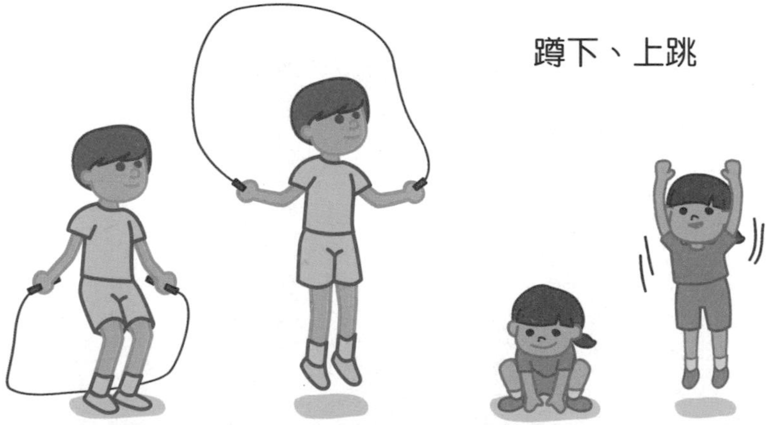

圖 5-12　跳繩運動可舒緩肩頸

頸椎上部的周邊神經也和口腔與鼻腔的副交感神經有關，彎腰駝背導致頸椎受到壓迫，會間接影響鼻子自律神經的管控，就經絡角度而言，一旦第一、二頸椎未能擺放在正常位置，所有通往頭頸部的經絡就會出現功能低下的問題，所以舒緩頸椎刻不容緩，也是改善口鼻功能的關鍵。

打鼾病人更容易有頸動脈與內頸靜脈壓迫

前面提到彎腰駝背容易造成頸椎不正常彎曲，壓迫到頸動脈與內頸靜脈（皆位於頸動脈鞘內部），進而導致腦部血液循環出現異常。容易打鼾的病人，也容易彎腰駝背。

容易打鼾的病人常有小下巴的問題，不管是暴牙的小下巴，或是上門牙往內傾倒的小下巴，都會造成咽喉氣道狹窄，為了擴張狹窄的氣道，頭部會不自覺往前傾，稱為頭部前移姿勢。當頭部前移時，咽喉氣道會較為寬闊，為了維持重達五公斤的頭部前移的位置，肩頸背的肌肉必須更加費力，因而更加緊繃，不僅造成頸椎壓迫，手容易麻、痠、痛，甚至握力低下，肺部呼吸功能也會降低三成，年長者的活動力會因而降低，甚至死亡率也會增加，對孩童身體健康的影響也是一樣。

一旦出現頭部前移姿勢，除了頭部血液循環異常，也會壓迫到同樣在頸動脈鞘內部的第十對（迷走神經）、第十一對（副神經）與第十二對（舌下神經）腦神經，影響這些腦神經的功能，舌下神經功能低下會影響舌頭功能，因此更容易打鼾與睡眠呼吸中止；副神經功能低下讓控管頸與背部的斜方肌功能變差，更容易駝背。

尤其是對穿過整條頸動脈鞘的迷走神經影響更大，迷走神經是控管脖子以下包含五臟

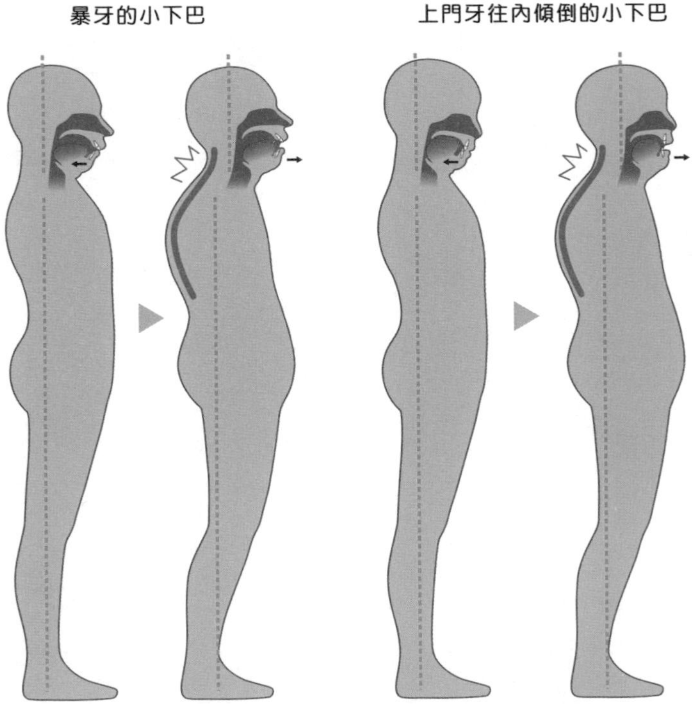

圖 5-13　容易打鼾的病人常有小下巴問題，會造成咽喉氣道狹窄，為了擴張狹窄的氣道，頭部會不自覺往前傾，為了維持重達五公斤的頭部前移的位置，肩頸背的肌肉因而更加緊繃。

六腑功能最為關鍵的副交感神經系統，一旦受到壓迫，等於心肺與內臟功能都會異常，心肺功能差讓身體的血液循環變差，深受副交感神經控管的消化道功能也不好，最常見就是胃食道逆流。我在臨床上發現彎腰駝背的病人無論老小，只要有頭部前移姿勢，就一定會有口臭、牙齒黃，也通常有便祕，等於整個腸胃道都出現問題。

近年來對迷走神經的研究愈來愈仔細，相關的書籍與文獻也愈來愈強調迷走神經對整個身體健康的影響。為何身為牙醫師的我，會關注到這個問題？因為下巴位置會直接影響咽喉

迷走神經分布圖

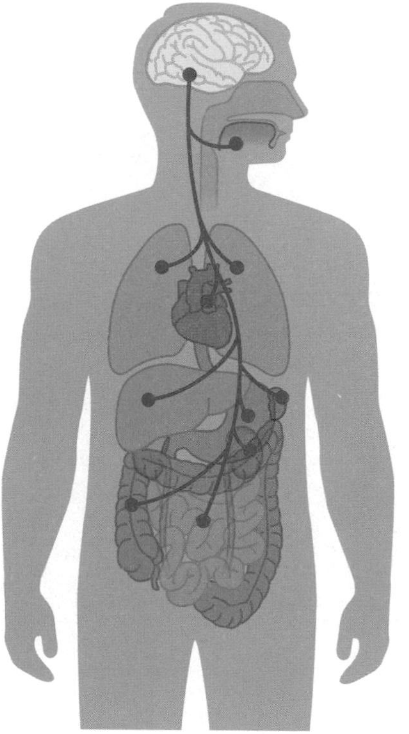

圖 5-14　迷走神經是副交感神經系統，一旦受到壓迫，五臟六腑功能都會異常，如血液循環和消化功能變差。

氣道，也會直接影響頸椎與身體姿勢，學術上的SOT療法，就是強調腰椎下方的薦椎與頭部的後方枕骨有特別對應關係，改變骨盆與股骨的位置，可以改變枕骨位置，因此可以墊高骨盆或是股骨來改善頸椎彎曲與身體姿勢。枕骨前方是耳朵所在的顳骨，枕骨位置改變，顳骨以及顳骨下方顳頷關節連接的下巴也會出現連動，進而改變下巴位置。

可以這麼說，適當的墊高兩側的髂骨（骨盆後上方腰帶位置，見二二三頁圖7-17）可以讓枕骨往後移動，進而讓下巴前移，可以短暫舒緩咽喉氣道狹窄，也同時減緩迷走神經的壓迫。這個動作若能每天做一分鐘，搭配下巴前移，讓上下門牙牙尖咬牙尖，效果會更加顯著。

彎腰駝背影響身體的感壓反射

身體的感壓反射接受器分布在頸動脈竇及主動脈弓血管壁，當血壓上升時，感壓接受器會透過迷走神經活化副交感神經功能，讓血管擴張、動脈壓下降與心跳減緩，以緩和上升的動脈壓；血壓下降時，感壓反射功能則會讓交感神經活化，使血壓上升，若是習慣彎腰駝背，感壓反射功能也會降低。

特別是有打鼾甚至嚴重到呼吸中止的孩子，不僅感壓反射變差，身體血壓調控能力也不理想，雖然因為缺氧，交感神經系統容易亢進，但是效能變差，也就是心跳容易過快、血壓過高、腸胃功能變差，整個自律神經系統功能都比較差。一份波蘭學者的回顧性報告指出，無論是輕度打鼾或嚴重的阻塞型睡眠呼吸中止症，交感神經功能都會變差[5]。

副交感神經功能也一樣會變差，二〇一九年一項跨國的研究報告也發現，輕度打鼾到嚴重睡眠呼吸中止的小朋友，副交感神經功能也較差，不僅腸胃功能不好，也可能意味睡眠期間出現自律神經的損傷，長此以往，患有習慣性打鼾的兒童可能與未來成年時心血管風險增加有關，也就是說，小朋友打鼾對身體的影響將會是一輩子的[6]。

如果改掉口呼吸，也改善了鼻道與上呼吸道結構，仍然出現打鼾，就得探討是否有過敏原的問題，若是因為過敏原導致鼻塞、打鼾，應從過敏原的角度來做預防與保健，關於過敏原的簡易檢測與脫敏，在本書附錄中有詳細說明。

促進鼻功能的自我保健方法

1. 大量且慢的咀嚼

鼻道狹窄是因小時候飲食過度精緻化，導致牙床窄。因此必須重新建立飲食習慣，盡量給孩子粗食，為訓練咀嚼，可以讓他們吃類似蒟蒻、肉乾、魷魚絲、堅果類、甘蔗與高纖維質等食物，咀嚼時得像牛吃東西一樣，牙齒左右慢慢磨碎食物，而不是像老鼠吃東西一樣，牙齒快速且上下咬碎食物。透過大量咀嚼，讓牙齒與舌頭努力合作，才能確實將食物嚼碎。大量咀嚼過程中，可以提升舌肌力，上頜骨更會因牙齒咬合，對上牙床產生往上、往外的力量而獲得橫向擴張的機會。

2. 促進上頜骨往外側律動

頭顱骨的每一塊骨頭隨時都在一脹一縮的律動，律動頻率大約是每分鐘八到十二次，等於每次約五到七秒。鼻道窄的孩子上頜骨往內側的律動大於往外側的律動，因此，促進上頜骨往外側律動，可以幫助擴張鼻道，做法有三種：

(1)擴張上頜骨：可透過吸氣動作增加擴張的效率。洗手後，將雙手伸到上牙床內側，吸氣時向左右外側推開，

上頜骨的自然律動

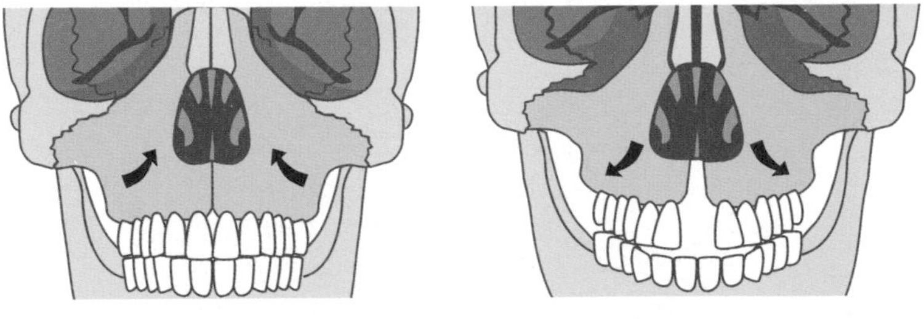

圖 5-15　頭顱骨的每一塊骨頭隨時都在一脹一縮的律動，上頜骨的律動是往內往前往上，以及往外往後往下。

吐氣時休息，持續做十～二十次，每天練習，有助於改善鼻塞的症狀。

如果有熟悉的頭薦骨律動治療師，也可以直接請治療師用輕柔的方式協助上頜骨往外側律動，特別是年紀較小的嬰幼兒，更應該請治療師協助。

(2)推寬頂骨：因頂骨的律動，往往與上頜骨往外側的律動一致，因此往外推寬頂骨，也有助於擴張上頜骨。雙手置於頭頂，不要壓到額骨，在頭頂或偏後方的地方，將頂骨往兩側推開，吸氣時往外推動，吐氣時休息，配合頭顱律動改變，吸氣時往外推開頂骨約五～十秒，休息吐氣後再一次，重複十～二十次，有機會舒緩鼻塞症狀，推頂骨雖然不如上頜骨直接，卻簡單容易多了。

(3)按摩顴骨與上頜骨之間的骨縫與穴位：現代人壓力大，而上牙床狹窄的病人，因舌頭功能低下，下嘴唇與下巴前肌肉往往過度用力，臉頰不自覺地緊繃。壓力或舌頭功能低下都

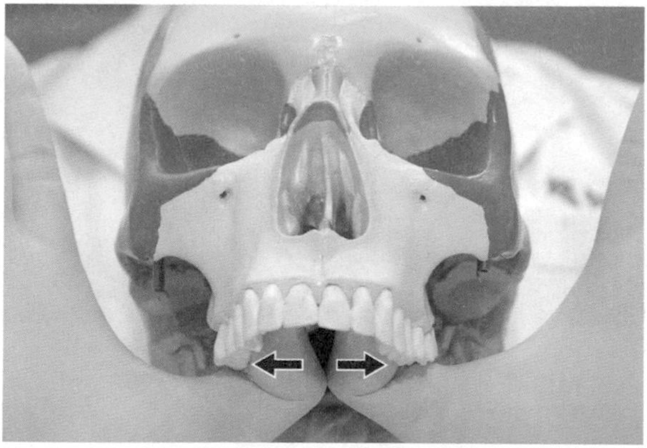

圖 5-16　擴張上頜骨的動作：雙手伸到上牙床內側，吸氣時向左右外側推開，吐氣時休息。

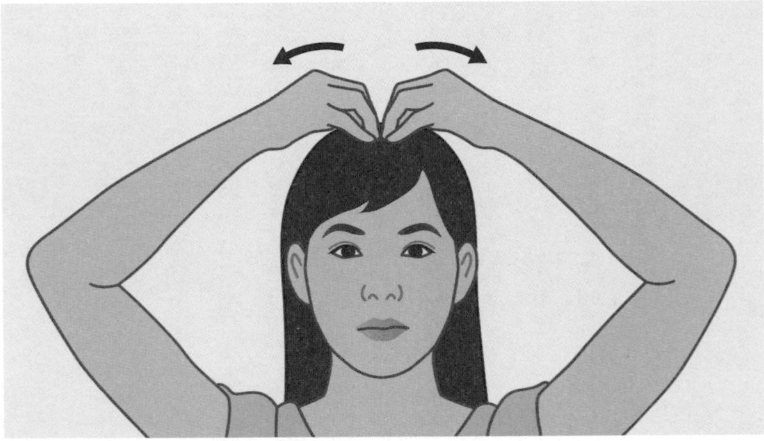

圖 5-17　吸氣時，雙手放頭頂，將頂骨往外側推拉。

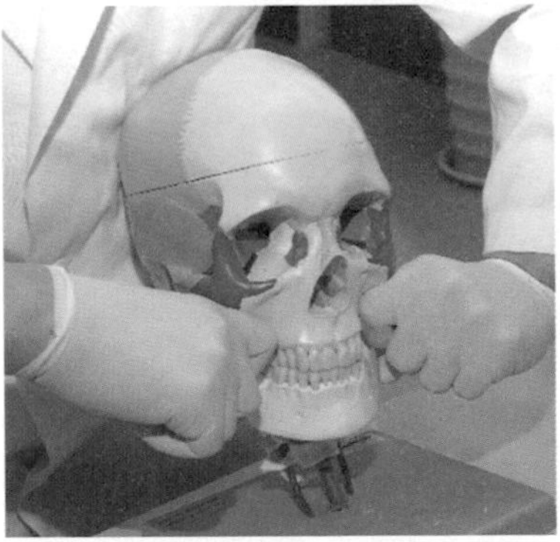

圖 5-18　雙手沿著顴骨頜骨縫（上圖藍色與黃色交界處），由上往下往外側按壓與推拉，可輔助擴張顴骨上頜骨縫。

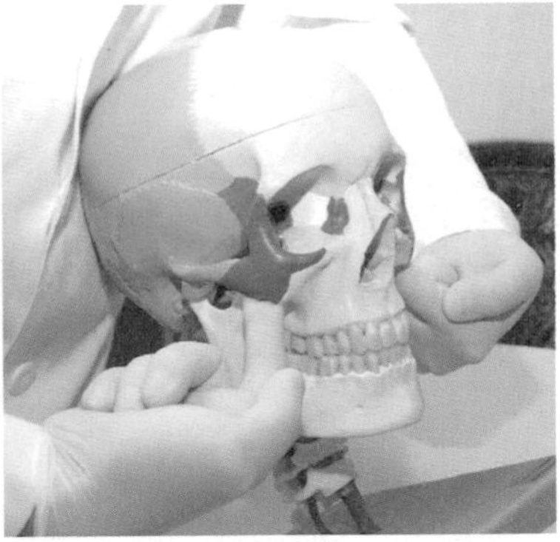

圖 5-19　將雙手深入口內，從顴弓處往外拉來舒緩顴骨頜骨縫。

容易造成上頜骨往上但顴骨往內側擠壓，導致鼻道往內擠壓。

多刺激上頜骨與顴骨之間的骨縫，雙手沿著顴骨頜骨縫，由上往下往外側按壓與推拉，往外推的力量可以輔助擴張顴骨上頜骨縫。也可以透過將雙手深入口內，從顴弓處往外拉來舒緩顴骨頜骨縫，提醒要先洗手再進行。此外，中醫治療鼻子的迎香等穴位，也在這區域，按摩穴位也是舒緩鼻功能的好方法。

3. 保持微笑

微笑時眼輪匝肌會收縮，帶動顴骨向上，顴骨連接嘴角的大顴肌與提嘴角肌也會收縮，將嘴角往上拉提。笑肌會將嘴角拉開，常常保持微笑，嘴角會被拉到與兩眼瞳孔寬度一樣，這樣的

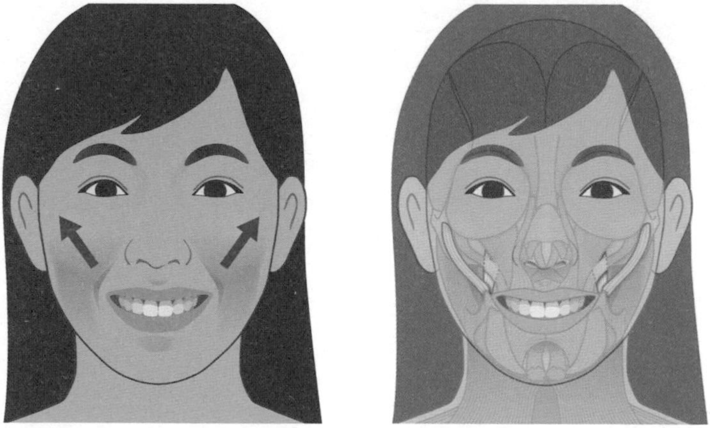

圖 5-20　微笑時因為肌肉帶動顴骨向上，嘴角也會往上，鼻道也會跟著擴張。

嘴型最為漂亮，鼻道也會跟著擴張，這是最自然、長期擴張鼻道的好方法。

4. 訓練舌頭的力量

努力訓練舌頭的力量，隨時提醒舌頭放置在上排門牙後方的上顎穹窿位置，只有把舌頭放在正確的位置，才能保持上頜骨在正常的律動方向，避免上頜骨與前頜骨發育不理想。當然從小盡量以粗食為主餵養，養成正確的飲食習慣，也是舌頭功能正常的關鍵。

5. 活化三叉神經腦區

直接用舌頭頂臉頰繞圈，愈用力愈好，每一側各繞二十圈，一開始以連續做一百～二百圈為目標，熟練後再慢慢提升到二百圈以上。要在同一時間左右輪流頂臉頰繞二百圈以上，是相當吃力的，可是效果非常好。

這個動作是藉由舌頭的活動來活化支配舌頭與舌根感覺和運動的神經，這些神經剛好是第五、七、九、十與十二對腦神經，第五對腦神經就是三叉神經，只要多做舌頭運動，就等於多活化三叉神經，鼻子過敏問題自然有機會獲得改善。

有一位病患家長看到我在電視上提到舌頭頂臉頰運動可以減緩打鼾的症狀，每次開車就

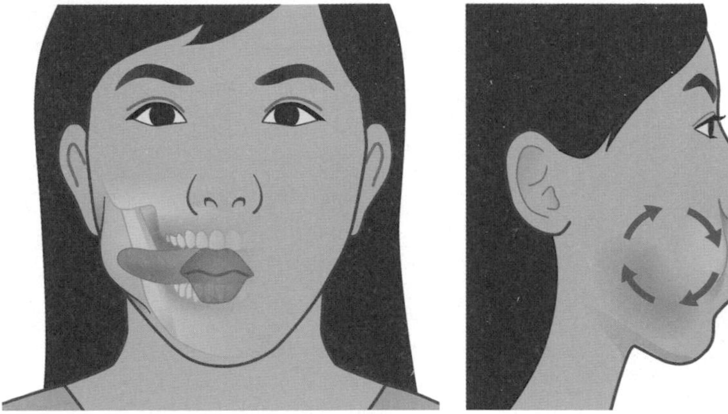

圖 5-21　用舌頭頂臉頰繞圈圈，可活化支配舌頭與舌根感覺與運動的神經。

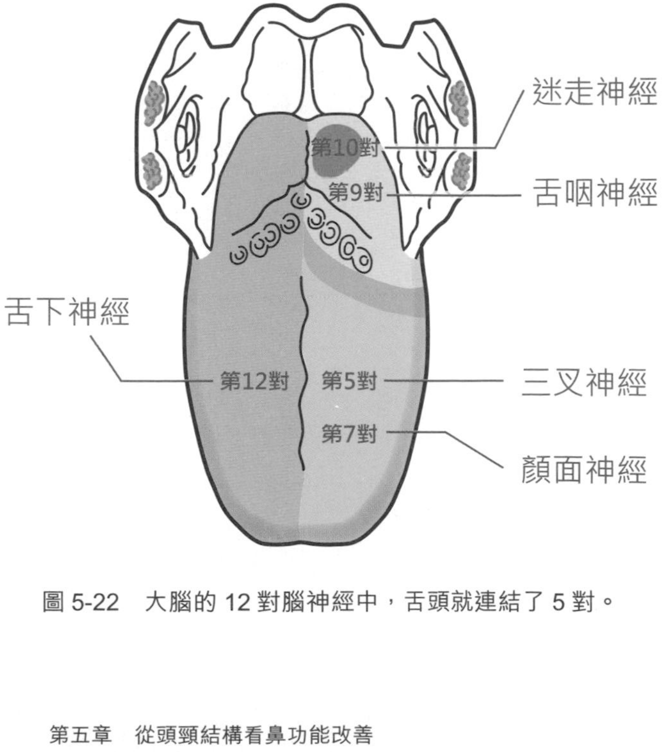

圖 5-22　大腦的 12 對腦神經中，舌頭就連結了 5 對。

開始練習，經過幾天，長年鼻子過敏的症狀竟然改善了。這是絕對有可能的，因為舌頭多運動就等於活化支配舌頭這幾對腦神經的腦區，腦功能被活化了，腦神經支配的功能當然也會提升，即使沒有鼻過敏問題，也建議多做舌頭運動，有助提升腦功能。

改善鼻呼吸SOP

1.耳鼻喉科評估與治療
2.顎弓擴張
3.舌肌力提升（舌頂口香糖向上）
  A.舌貼上牙床可溫暖鼻腔
  B.舌肌力提升可以刺激三叉神經，活化負責鼻功能的腦區
4.微笑表情建立（舒緩顴骨律動）
5.舒緩頸部肌群
6.習慣鼻呼吸（含水走路或慢跑）
7.鼻翼貼與貼嘴巴

專科醫師這麼說

頸椎位置正確，副神經與自律神經功能可恢復正常

板橋同仁堂中醫診所負責醫師、臺灣遠絡醫學會理事長　周献剛醫師

人的壽命就在一呼一吸之間，呼吸是一個人生命的根本，延腦是人的呼吸中樞，位於第一頸椎上方，當頸椎發生問題時，延腦也容易受到波及，因此如何讓頸椎維持正常放鬆的狀態，是很重要的事。

影響頸椎姿勢最主要的神經是位於延腦的副神經和迷走神經（自律神經），副神經控制頸肩背肌肉的運動，自律神經則影響頸椎的血流供應，對頸椎骨骼和肌肉的營養提供有很密切的關係，當頸椎處於不正確的姿勢和角度，人的頭部容易往前傾，兩側頸肩背肌肉無法放鬆，嚴重時會胸悶、呼吸不順暢，睡眠時則容易發生呼吸中止。

臨床上發現將頸椎調整至正確位置，副神經和自律神經功能即可恢復正常，不但鼻塞缺氧症狀改善，連頭腦昏沉、呼吸中止症、注意力無法集中、睡眠障礙情形也一併獲得改善，如何將頸椎調回正常位置，最簡單的方法就是放鬆頸肩背僵硬的肌肉，在此提供簡易的穴位按壓方式，能立即放鬆頸肩背的肌肉緊張，當肌肉放鬆後，頸椎就容易回到正確位置。

如下圖所示：按壓左手可放鬆右邊頸肩僵硬症狀，按壓右手可放鬆左邊僵硬情形，兩邊各輪流按壓一分鐘左右，如按壓方式正確，可立即感受到僵硬肌肉放鬆的舒服感。按壓方式：可直接用手指或小圓棒工具輔助。

先找到左手深藍色點（圖5-23）後直接深壓，再依序刺激深紅色點2、3按摩約三十秒，按完左手後再按右手，左右兩手各輪流按壓一次。

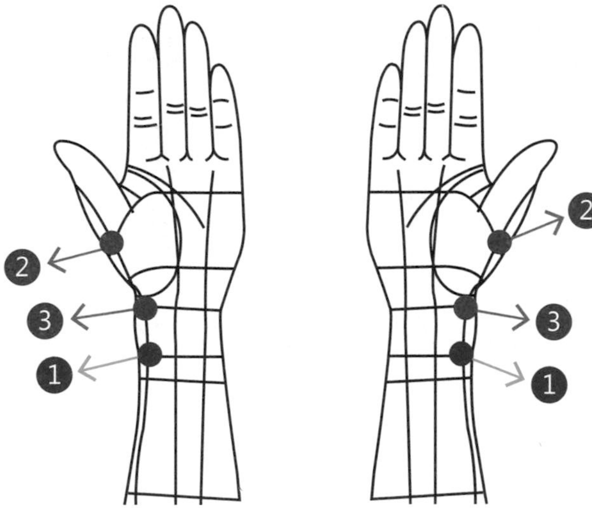

圖 5-23　①在大拇指與食指間朝腕關節的延長線上，往腕關節橫紋上的肘關節方向，位於約大拇指一指幅寬的凹陷處。②握拳時，位於大拇指根部橫紋前端靠骨頭內側。③在大拇指與食指間朝腕關節的延長線上，與手掌和腕關節第一條橫紋交接點上的凹陷處。參考自《常用局部疼痛關鍵按點全書》（柯尚志著／原水文化出版）。

物理治療師這麼說

姿勢變好，鼻毛病也改善了

亞東醫院物理治療師　陳湘婷

兒童物理治療師臨床工作的一部分，是篩檢小孩的粗大動作發展是否和年齡相符，以及提升孩子的動作品質。觀察動作時，發現一個共同現象：粗大動作調控能力較弱的孩子，也不易維持靜態姿勢。默默觀察他們坐在椅子上安靜地休息等待、站在爸媽身旁好奇地東張西望、盤坐在地板上玩玩具或和小夥伴們興奮地跑跳玩遊戲等時刻，不管是下意識的自然姿勢，還是經過大人提醒刻意矯正的姿勢，不是骨架的排列不佳，就是維持時間很短、不斷扭來扭去。為了促進孩子的大動作發展、提升動作品質，給予孩子理想姿勢的訓練就很重要。

姿勢矯正訓練的第一步，就是呼吸模式的再訓練。因為有理想的呼吸模式，方能帶動橫膈肌肉、活化整個腹壁肌肉群，為脊椎骨盆提供足夠且平均的壓力，這個壓力產生在身體內部，稱為腹內壓，腹內壓從前方向後穩定住整個骨架，維持著身體每一時刻的姿勢和動作。孩子在一歲前的姿勢發展不盡完全，會影響往後的姿勢和動作。

富貴包女孩就是個典型例子。女孩的脖子後根部有個大突起，從小到大長期低頭駝背讓原本下頸椎上胸椎處過度後凸。家長一開始的動機是改善儀態，我們仔細詢問女孩多年的成長史，追溯到孩子在一歲以前姿勢型態的發展就不夠完全，姿勢不良也讓肌肉始終緊繃、無力，她的四肢細窄又無力，站立和行走的平衡感不好，容易累和跌倒，從小就常抱怨手腳、肩頸痠痛。經評估發現她的呼吸非常淺，腹部無力，無法讓橫膈膜在吸氣、吐氣時充分上下移動；每次吸吐氣都依賴肩頸肌肉去拉抬肋骨，難怪肩頸總是緊繃僵硬！

著手活化弱化肌肉、放鬆過度使用處於緊繃的肌肉，讓身體肌肉重新達到平衡的過程中，女孩不停地小聲咳嗽。我安慰她：「沒關係，這很正常、想咳可以大方咳出來。」家長很煩惱表示女孩從小就不會咳嗽，呼吸道很多分泌物無法自己咳出，每次季節轉換或感冒都要治療很久。

幾次肌肉平衡與呼吸模式訓練後，女孩背後的富貴包變小了，整個人也變挺了！經過幾次治療與居家訓練，某次上課時，家長突然用發現新大陸的口吻笑說，自從開始矯正姿勢後，女孩之前的鼻子毛病改善很多，這段期間也沒有感冒呢！

姿勢不良會在不知不覺中破壞呼吸模式，這些身體的小毛病慢慢在日常生活帶來負面影響。讓身體重新學習新姿勢的同時，也在教導大腦新的呼吸模式、維持好的姿勢、創造高品質的動作。

鼻中膈彎曲可以透過手術改善？

從頭顱律動的觀點來探討鼻中膈彎曲，關鍵原因是左側與右側兩邊的上頜骨出現不同律動，可能有一側橫向擴張多，另一側前後擴張多，導致左右上頜骨結構不同。位在正中央的鼻中膈受到不同生長的力量擠壓，造成彎曲。事實上，九十%以上的人都有左右上頜骨不對稱的問題，不過只是結構的差異，並不會引發相關的症狀與疾病。

鼻腔與口腔都和上頜骨有關，鼻腔不對稱，口腔自然也不對稱，超過九十%的人都是右側上頜骨較寬，左側上頜骨較窄，所以上排牙齒排列出來的牙弓形狀會如同圖片中看到的一樣，每個人幾乎都不對稱，但是大部分的不對稱不會造成咬合與咀嚼上的問題[7,8]。

如果鼻中膈彎曲是左右上頜骨不對稱律動的結果，針對左右上頜骨做適當的擴張（需要牙醫師做上牙床擴張），有機會改善鼻中膈彎曲，不過這只對國中以下孩童有幫助，因為這個年

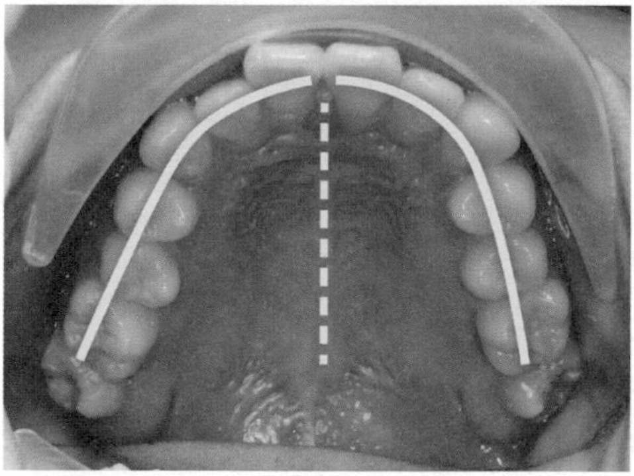

圖 5-24　九成以上的人，右側上頜骨較寬，左側上頜骨較窄。

齡的孩子還在發育中。對病人來說，鼻中膈正了，對鼻功能改善的感覺，遠低於上牙床擴張恢復鼻道暢通的結果。

做鼻中膈彎曲的相關手術確實可以改善，我個人的了解是，做手術之後，鼻黏膜會從高通透性轉變成低通透性（也就是產生傷疤），鼻黏膜的功能降低，原本還可以透過鼻腔的高通透性鼻黏膜排出頭部液體以降低腦壓，手術後等於少了舒緩壓力的途徑。建議請耳鼻喉科醫師做專業詳細的評估後，再進行手術，術前也可以思考一下頸部動靜脈血流的影響、頭顱是否歪斜，並先嘗試做上述的自我保健。

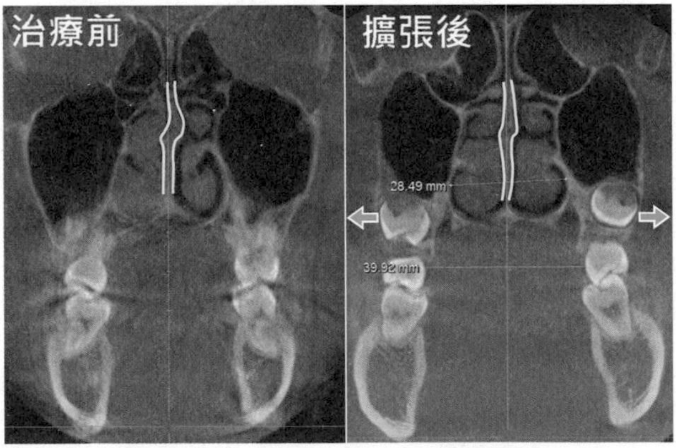

圖 5-25　經過上牙床擴張後，可以看到彎曲的鼻中膈獲得改善。

第六章

三寸不爛之舌是生命力的象徵

人的健康可說與舌頭息息相關，一出生的時候舌頭最有力量，隨著歲月的消逝，愈來愈鬆弛，當人的舌頭沒有力氣時，也差不多到臨終的時候了，舌頭無力容易有雙下巴、打鼾、鼻病、口齒不清、噎到嗆到，這也是大多數老人家會有的問題。舌頭功能好，不僅飲食與吞

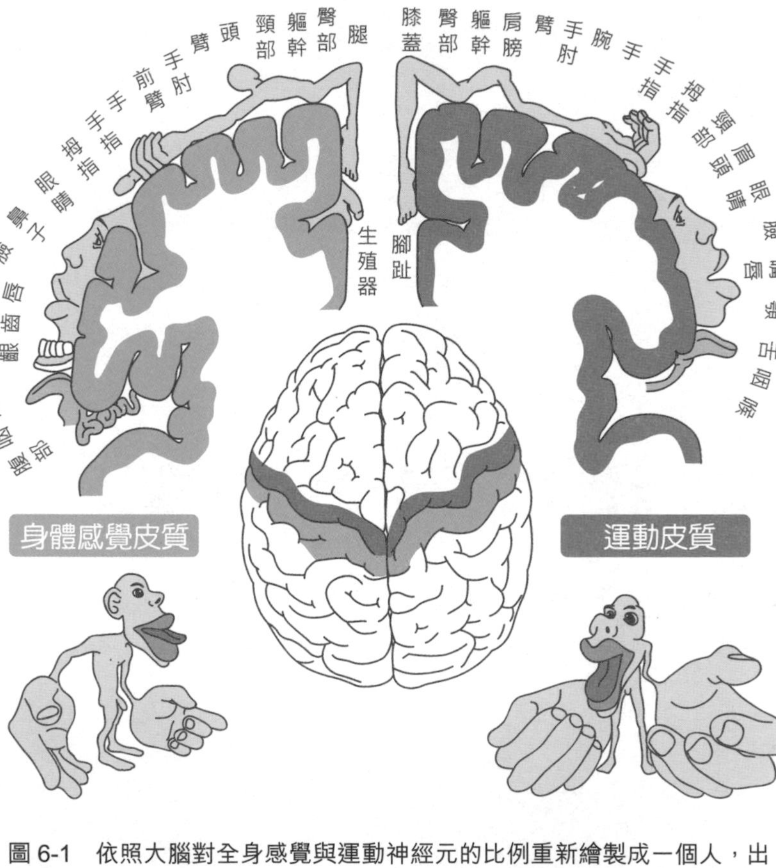

圖 6-1　依照大腦對全身感覺與運動神經元的比例重新繪製成一個人，出現手掌大且舌頭大的小矮人，代表大腦針對手與口腔的神經元比例最高。

嚥發音正常，大腦功能活躍，舌頭愈有力，身體愈平衡，體力也愈好。

舌頭的功能超乎想像，不僅關係到說話、咀嚼與吞嚥，也深深影響呼吸動作，甚至決定空氣是否順利進入肺部而成為上呼吸道的鎖鑰，舌頭也影響身體筋膜、肌肉力量、姿勢端正，甚至舌頭與舌下血管也是中西醫診斷與治療的關鍵。舌頭可說是身體健康的導航系統，大腦有針對全身感覺與運動功能的神經元，其中對手與口腔的神經元比例最高，如果依照感覺與運動神經元的比例重新繪製成一個人，會出現像是圖6-1的手掌大且舌頭大的感覺運動區小矮人，更可以看出舌頭在大腦與全身功能的重要性了！

在小兒阻塞型睡眠呼吸中止症的診療中，舌頭是非常特別的關鍵因素，不管是肥胖或頸靜脈回流受阻造成的舌頭變大，或是舌繫帶沾黏使舌頭往咽喉拉扯而變小，都會壓迫到咽喉氣道，是近年來受到重視的新議題。

過去只在傳統語言治療的領域重視舌頭問題，曾有研究報告指出，割除舌繫帶並無助於改善發音，所以此一做法長久以來並不被重視。但現今醫學已從全人角度切入，疾病診療的核心已從過去單一因素影響身體健康的想法，轉成多元化評估的趨勢，舌頭功能是否異常的影響面已遠超過以往的認知，需要語言治療師的參與，更需要牙科、復健科、耳鼻喉科醫師、神經科與物理治療師的跨科合作，才能更有效幫助病人。

舌繫帶沾黏的影響超乎想像

舌繫帶沾黏是造成小兒阻塞型睡眠呼吸中止症的原因之一。沾黏的原因，可能是孕婦體內的葉酸不足，中醫則認為是母體身體較寒所導致。不管如何，只要一出生確定有舌繫帶沾黏，就應該立即割除，否則不只影響發音，寶寶吸吮母乳動作也會異常，不僅寶寶吸不到母乳，母親哺乳也更辛苦。錯誤的吸吮動作會使母親的乳頭疼痛，因而餵養不足，或是必須改用奶瓶餵食，進一步造成幼兒未來口顎顏面發育異常。

現在的觀念已經切入到早期切除治療，進行早期的舌頭功能訓練，以避免後續再度沾黏，甚至盡早用副食品來輔助訓練，當然還是建議由專業的小兒科醫師協助指導較為理想。

學術報告顯示，舌繫帶沾黏的孩子容易出現勞累、白天嗜睡、晚上睡眠品質不佳、嚴重打鼾、呼吸微弱、發音、吞嚥與咀嚼異常等現象，常常合併習慣用嘴巴呼吸，以及有嚴重的阻塞型睡眠呼吸中止症，割除舌繫帶後，可以獲得明顯的改善。能及早治療就盡量治療，以免變成孩子因舌繫帶沾黏無法順利進食，必須用鼻胃管來餵食[2]。

傳統觀念裡，舌繫帶沾黏只是限制舌頭的活動空間，看起來只影響到吞嚥、發音，事實上，已有研究顯示舌繫帶沾黏會影響患者的姿勢，舌頭的筋膜直接連結到身體前方的筋膜，

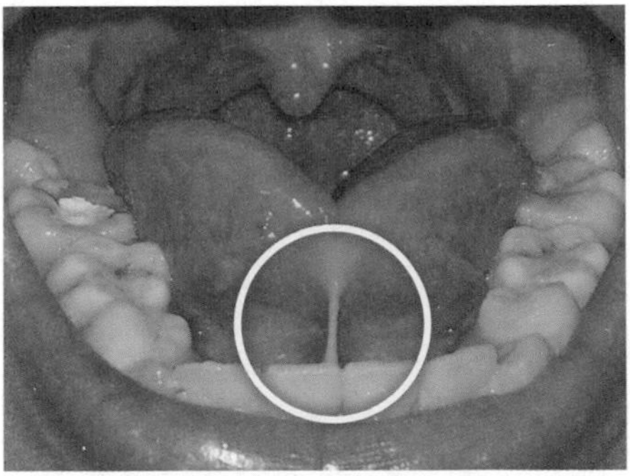

圖 6-2　舌繫帶沾黏不只影響發音，寶寶吸吮母乳動作也會異常，錯誤的吸吮動作會導致口顎顏面發育異常的問題。

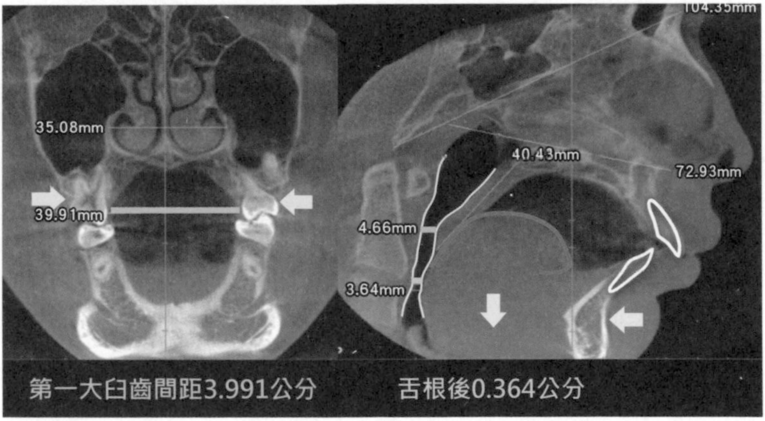

圖 6-3　透過 X 光片可看出舌繫帶沾黏病人因舌頭往後（請見粉紅色線）壓迫到咽喉氣道（請見黃色線條），造成氣道狹窄僅 0.36 公分，上牙床也不到 4 公分的最低標準、下巴後縮與暴牙，這些問題都導致容易打鼾[1]。

舌繫帶沾黏使前方筋膜緊縮，除了導致彎腰駝背，因後背肌肉必須過度用力讓身體挺直，也容易出現肩頸疼痛。其實問題往往是舌根肌群出了問題，只設法舒緩肩頸痠痛只是白費工夫，很難改正彎腰駝背的姿勢。

口呼吸、鼻塞、過敏、舌繫帶沾黏都會加重咽喉氣道狹窄與腺樣體、扁桃腺腫大，進而加重小兒阻塞型睡眠呼吸中止症的嚴重程度，特別是舌繫帶沾黏，更是直接造成阻塞型睡眠呼吸中止症，最需要及早解決。

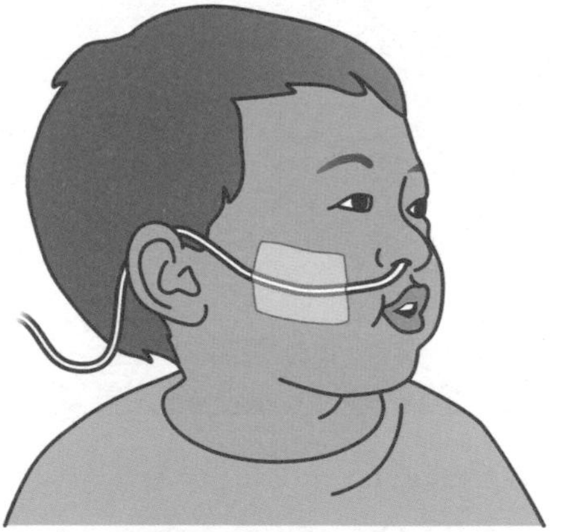

圖 6-4　舌繫帶沾黏導致兒童必須用鼻胃管進食。

舌繫帶切除與拉伸自我訓練

若有舌繫帶沾黏問題，切除手術非常容易，局部麻醉後剪除或割除；因為舌繫帶上沒有神經血管，不容易感到疼痛，甚至可以直接割除而不用上麻藥，只要注意安全，但可能仍會有滲血的狀況。目前採用上麻藥與水雷射的方式割除，不但看不到血，傷口也能快速癒合。

但要達成舌繫帶割除的成效，重點在於手術前須先做舌肌力的提升訓練（見本章第一九二頁）與舌繫帶拉伸，以及術後持續一個月以上的練習[3]。

舌繫帶拉伸

練習：舌繫帶切除前後，都可以自我練習。舌頭盡量往前下伸同時發出「ㄚ」的音，再往

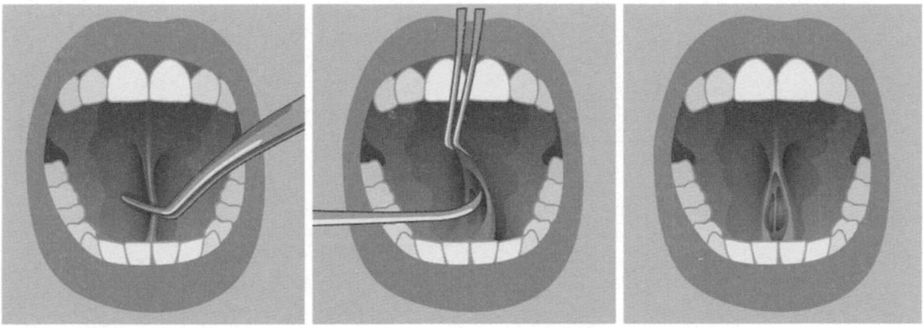

圖 6-5　舌繫帶切除過程

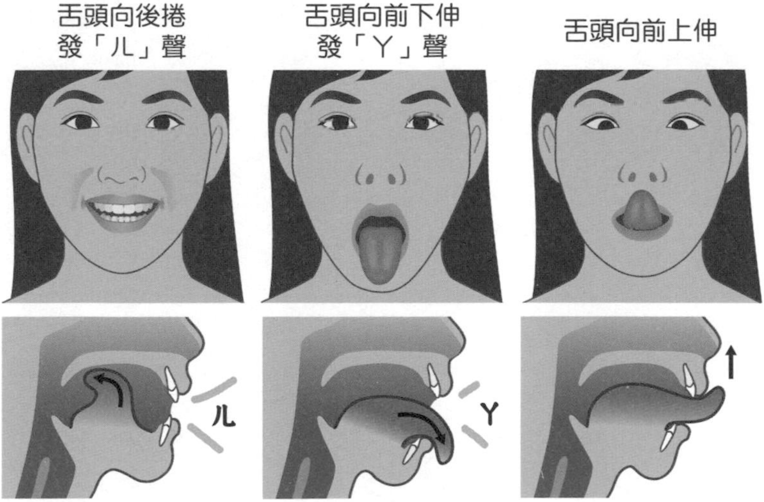

圖 6-6　舌繫帶拉伸練習

前上延伸拉開舌繫帶，甚至往咽喉方向捲動而發出「ㄦ」的音，每個動作持續三秒鐘以上，需要連續動作約五十下，早晚各一次。有些小朋友努力做舌繫帶拉伸練習，舌繫帶拉鬆了，就不需要手術割除。沒有練習舌繫帶拉伸放鬆的小朋友，即使切除舌繫帶，還是非常容易沾黏回去；需要餵食的新生幼兒，可訓練幼兒用舌頭頂碎固態食物做練習，然後再切除舌繫帶，後續一樣要多練習，以免沾黏回去。

舌頭和全身功能密切相關

一般認為舌頭的功能就是用來說話與吞嚥，其實不只如此。舌頭的位置在口腔的正中央，功能正常時，會有理想的上牙床發育，也會有理想的鼻道寬度與鼻子功能。舌頭不會往後壓迫到咽喉氣道，自然不容易打鼾；反過來說，舌繫帶沾黏或舌肌力比較弱的孩子容易有狹窄的上顎骨，也會有較窄的牙弓、鼻腔與凌亂的牙齒排列，甚至軟顎往後的懸壅垂過度延伸而容易打鼾。

我們再深入探究舌頭的功用，就可以了解舌頭的重要性遠大於我們所認知的：

1. 骨骼肌功能

舌頭可以靈活運動，因為有隨意肌群「骨骼肌」，舌頭力量大，代表全身的肌肉力量大。舌頭位置會影響全身肌肉的力量，有學術報告提到，舌頂上顎時的小腿力量可以增強，並能增強全身肌肉的力量達到十％[4]。

2. 平滑肌功能

平時有一群平滑肌的不隨意肌肉會支撐舌頭，例如，人在正常情況下不會打鼾，勞累時就開始打鼾，表示維持舌頭位置的平滑肌功能變差，這些平滑肌與自

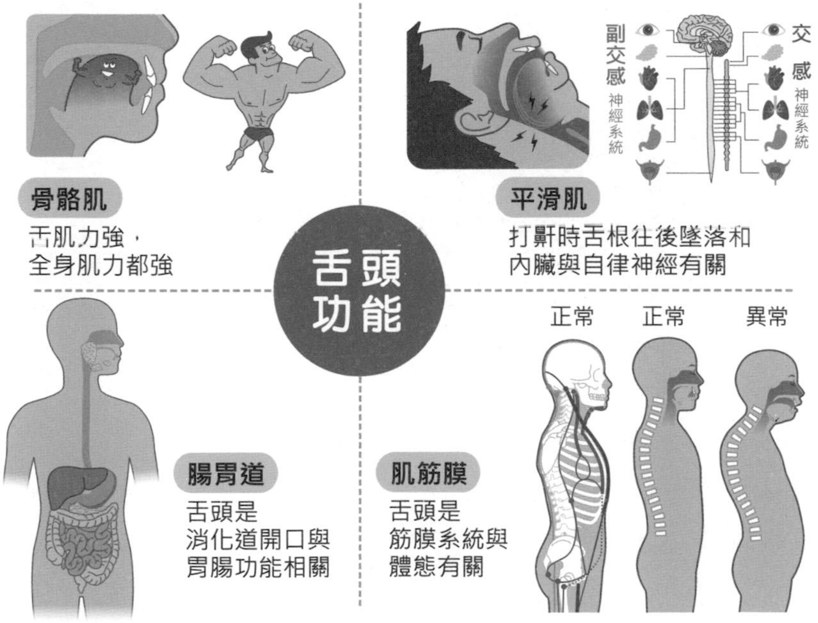

圖 6-7　骨骼肌、平滑肌、腸胃道、肌筋膜等都與舌頭功能有關。

律神經系統有關。自律神經功能愈差的人，愈容易打鼾，身體器官的功能同樣較差。

3. 肌筋膜張力

舌頭和舌根周圍肌群與身體前方的筋膜淺前線與深前線相連，舌肌力不足，表示淺前線與深前線的筋膜張力不足，不僅容易彎腰駝背，也會影響到橫膈膜的張力，加重腹內壓的不足，身體姿勢更加歪斜。

4. 腸胃功能

舌頭是腸胃道的開口，舌頭有舌苔或舌功能不足，常伴隨較差的腸胃道功能，加上連動的橫膈膜也會張力不足，容易出現胃食道逆流。

5. 呼吸能力

舌頭肌力與橫膈膜連動，而橫膈膜與呼吸能力有關，舌肌力不足會直接影響呼吸能力低下，需要聳肩來協助呼吸，更容易因吸不到空氣而氣喘。

6. 身體延展性

舌頭延展性愈好，全身的肌肉與筋膜的延展性也愈好，例如將手指頭用力往上舉，當伸出舌頭時，手指頭可以再往上舉得更高。

7. 腦功能活化

舌頭與舌根肌肉上有五對腦神經，舌肌力愈大且舌功能愈正常者，代表控管這些腦神經的腦區愈正常；反過來說，多做舌頭運動能直接活化控管腦神經的腦區。

8. 身體平衡力

曾有媒體報導「魷魚絲鍛鍊法」，藉由舌頭將魷魚絲推往嘴巴的一側，咬一下；再推往嘴巴另一側，咬一下，重複上述動作到魷魚絲變軟好吞嚥。可以提升身體平衡的能力，這也是活化舌頭相關腦神經而同步活化小腦平衡功能的經典案例。

9. 與身體經絡相連

多種中醫說法都指出，舌頭上有相連的經絡，有的是全身十二條經絡都中止於舌頭，有的是腎經、膀胱經、肝經與膽經，顯示舌頭與五臟六腑的功能息息相關。

10. 臉型發育

舌肌力不足，眼睛到嘴唇之間的中臉部發育會不好，看起來沒精神，加上舌頭力量弱，吞嚥時需要牙齒緊咬才能完成，很容易出現國字臉。

11. 鼻功能

舌肌力不足，上牙弓會狹窄，自然容易鼻塞，如果又養成口呼吸的習慣，上牙弓會更窄，鼻子就更容易鼻塞。

12. 上牙床的發育

上頜弓變窄和後方軟顎伸長，使舌頭活動受限制，顯示舌頭活動的變化可能會影響顏面部發育，過長的軟顎則會增加打鼾的風險[5]。

自我檢測舌繫帶是否沾黏

1. 直接檢視舌繫帶是否沾黏。
2. 將舌頭吐出口外，觀察是否可以往鼻子方向延伸。
3. 是否容易口齒不清。
4. 門牙是否齒列不整。
5. 是否容易打鼾。
6. 捲舌音檢測，確認是否能清楚發出捲舌音。
7. 臉部習慣表情檢測。

牙科醫師檢查方式和自我檢查相同，也可以透過X光做進一步篩檢。牙醫師在意的不是舌繫帶沾黏問題，而是舌繫帶沾黏後對口顎系統的負面影響，特別是對牙齒排列與上下牙齒咬合功能的影響。復健科與物理治療領域也開始重視舌頭功能，特別是舌頭與顳顎關節的相關性。

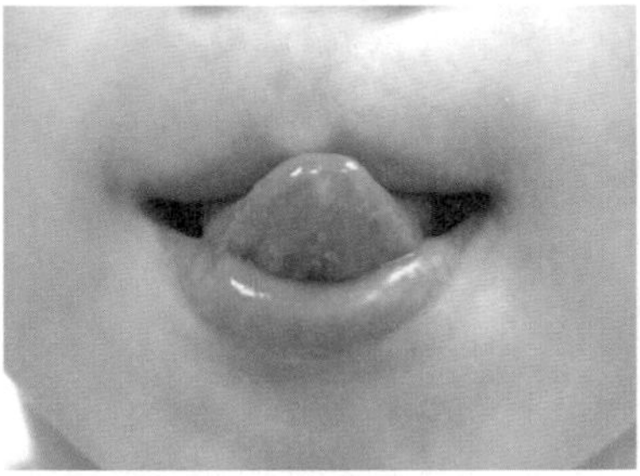

圖 6-8　標準（舌頭不靠輔助就可以往鼻子方向延伸）。

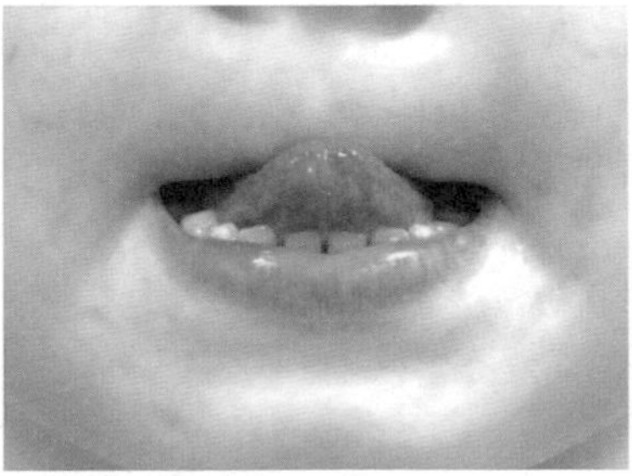

圖 6-9　不標準（下巴往前用力）。

舌肌力不足的自我改善方法

很多人沒有舌繫帶沾黏，可是舌頭力量卻非常小，也不容易往鼻子延伸，於是也有舌繫帶沾黏的相關症狀，特別是牙齒排列擁擠，我稱其為「類舌繫帶沾黏症候群」。臺灣嬰幼兒的飲食過於精緻化，導致小時候舌頭力量就不夠，到國小時很容易出現彎腰駝背的現象。

舌肌力不足的小朋友，除了會產生舌繫帶沾黏的後遺症，也會因下巴頦肌過度用力，容易出現大暴牙與小下巴，嘴角過度用力也容易出現齒列不整與兔寶寶牙，下巴後縮會造成打鼾與睡眠呼吸中止的大問題。也就是說，引起打鼾與睡眠呼吸中

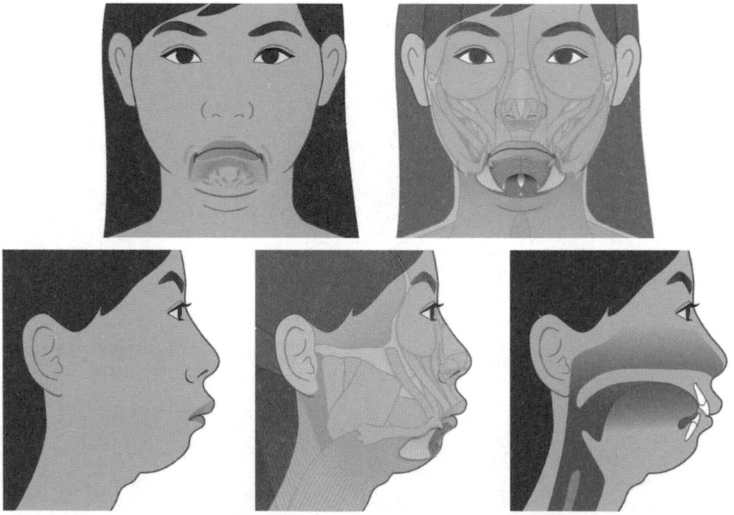

圖 6-10　下巴頦肌過度用力，容易出現大暴牙與小下巴，嘴角過度用力也容易出現齒列不整與兔寶寶牙。

止症核心問題都是舌頭功能不足，因此必須盡量提升舌頭力量，以下是提升舌肌力的方法：

1.舌頂臉頰：這是個簡單、易做的好方法，第五章已提過，這裡再簡述：直接用舌頭頂臉頰繞圈，愈用力愈好，每一側各繞二十圈，一開始以連續做一百~二百圈為目標，熟練後再慢慢提升到二百圈以上。要在同一時間大量練習，若是一天分成好幾個時段練習，就無法提升舌頭的力量。

2.舌頂口香糖：將口香糖咬軟後，用舌頭快速往上顎穹窿用力頂，維持練習後，舌繫帶就會慢慢鬆掉，若只是一直嚼口香糖，想到才頂一下，無法收到效果。

從圖6-12這個臨床案例來看，上牙床的參考寬度，也就是第一大臼齒間距離大約三．七公分，離目標四公分以上不遠，加上有舌繫帶沾黏，以大量舌頂口香糖練習與舌繫帶拉伸放鬆為主。短短不到三個月，搭配簡單的成型式功能性矯正裝置，牙齒的咬合與排列都獲得巨大的改善。請特別注意上顎穹窿，從原本狹窄的

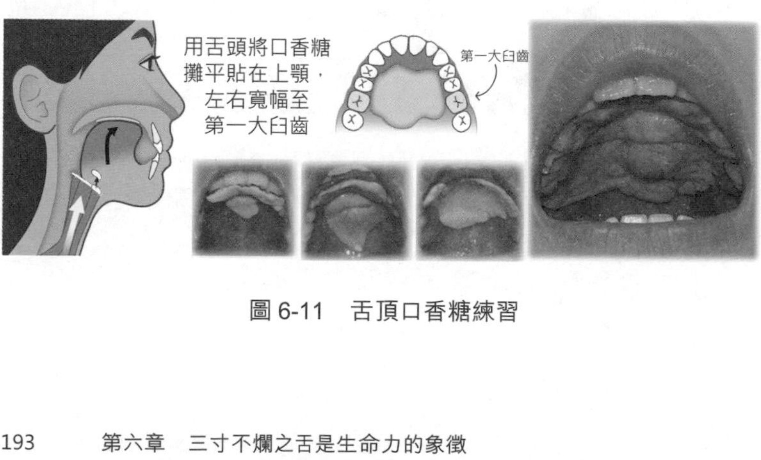

用舌頭將口香糖
攤平貼在上顎，
左右寬幅至
第一大臼齒
第一大臼齒

圖 6-11　舌頂口香糖練習

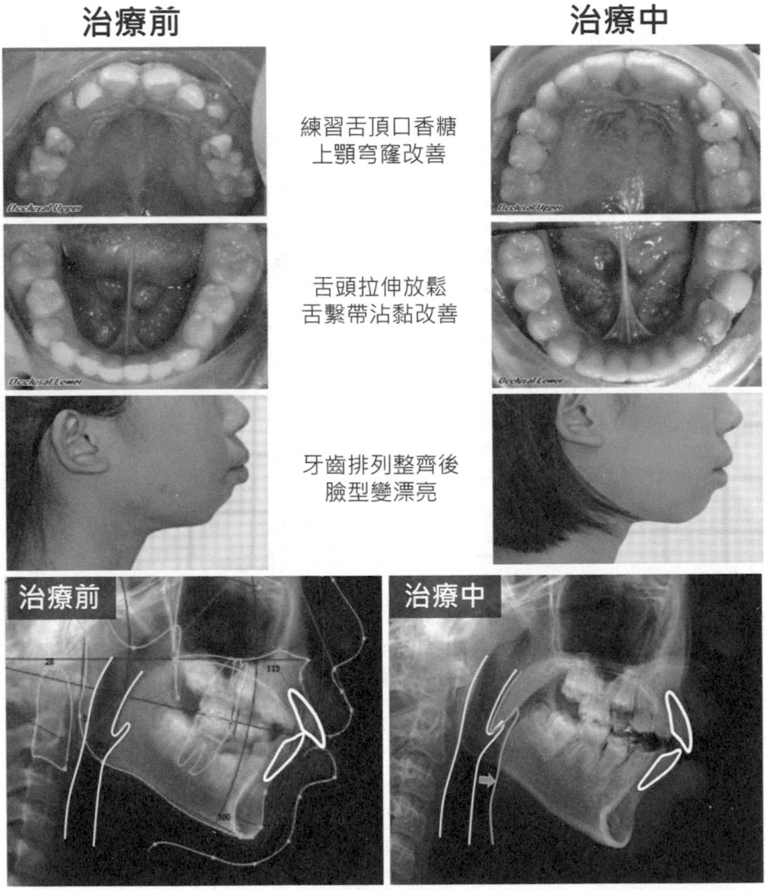

圖 6-12　這位小病患透過大量舌頂口香糖練習，與舌繫帶拉伸放鬆，搭配簡單的矯正裝置，原本狹窄上牙床變寬、牙齒排列變整齊、舌繫帶拉鬆了、臉型變漂亮、咽喉氣道也變寬。

凹陷變得比較寬廣，牙齒排列也變整齊，舌繫帶也拉鬆了，舌頭力量增加，活動能力因舌繫帶拉鬆而提升，臉型也變得漂亮，最重要的是，咽喉氣道變寬了，打鼾的症狀獲得改善。

3. 隨時保持微笑：第五章已提到微笑可以擴張鼻道，微笑也是讓舌頭擺放在正常位置（上顎穹窿處）的好方法。舌頭功能正常，就可以減少不必要的病痛；舌肌力提升，臉部微笑的表情也會容易出現。

我也曾遇過配戴不同的功能性矯正裝置一年，牙齒的排列與咽喉氣道都沒有改善的案例，這是因為牙床本來就太窄，沒有經過適當的牙床擴張，導致治療效果不好，在進行舌頭功能訓練之前，還是會建議請牙醫師評估牙床是否足夠寬敞讓舌頭可以做適當的練習。

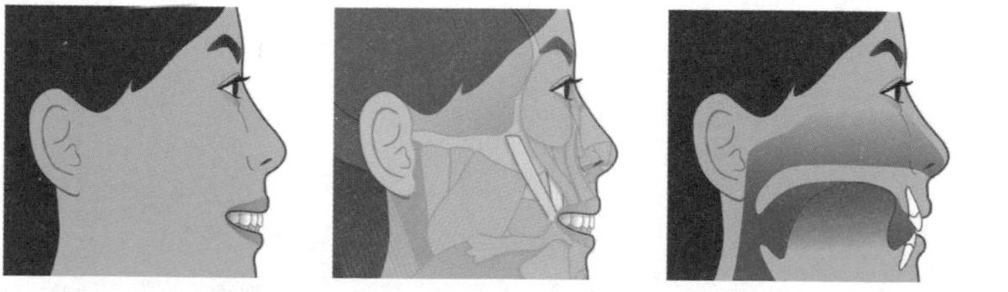

圖 6-13　微笑可讓舌頭擺在上顎穹窿處，使舌頭功能正常，而舌肌力提升，微笑表情更易出現。

大聲說話也能訓練舌肌力？

現代小朋友的舌頭力量小，除了飲食精緻化與習慣用嘴巴呼吸，日常大多在室內活動，講話輕聲細語，可能也是個關鍵。以往農業社會，大家在戶外活動多，呼喚他人往往要很大聲，大聲說話讓舌肌力能維持在理想狀態，由此可見，社會環境也是影響舌肌力的表觀基因。

語言治療師這麼說

兒童睡眠呼吸問題除了影響生長發育，也干擾課業學習

亦口童聲工作室語言治療師　王亦群

為什麼兒童睡覺會打鼾呢？第一是口呼吸，長期口呼吸除了導致免疫系統受細菌病毒攻擊，引發鼻炎、過敏等反應，舌頭軟放在口底，沒有刺激上頜骨發育，亦會造成臉顱骨發育失衡，壓迫呼吸道；第二是鼻腔後方的腺樣體及口腔後方的扁桃腺體肥大，導致氣流無法順利進入氣管，擠壓震動呼吸道周圍軟組織而產生鼾聲；第三，舌繫帶過緊或過短會導致顏面骨發育和睡眠呼吸問題。有睡眠呼吸問題的孩子，晚上打鼾嚴重，且常有睡眠中斷的情況，白天上課注意力不易集中，甚至有些會出現過動狀況，睡不好除了影響生長發育，也會干擾課業學習狀況。

三年前我在國外學習一套肌功能訓練方式「myofunctional therapy」（口咽肌肉功能訓練），提倡透過運動臉部及口咽部肌肉提升本體感覺、肌張力和活動程度，適用於口呼吸、舌前吐、不正確構音方式、錯誤咀嚼及吞嚥方式，以及有不良口腔習慣，例如吸吮手指、咬東西、磨牙的患者，也可以改善整體姿勢及健康。

這一系列臉部與口咽部肌肉的運動，針對孩子五大肌肉群進行訓練，包括⑴呼吸運動、⑵唇頰運動、⑶舌頭運動、⑷吞嚥運動、⑸姿勢運動，主要目的在訓練正確呼吸方式、正確舌頭休息位置、正確的吞嚥方式、唇頰部肌肉的協調性和調整身體姿態，減少不良的駝背姿勢。

我建議家長，若是有睡眠呼吸狀況的孩子，可以找耳鼻喉科醫師解決鼻腔與腺體腫大問題，接著找我諮詢評估口腔、舌頭肌肉與舌繫帶狀況，以及尋求牙科協助。兒童睡眠呼吸問題需要多個團隊的介入與合作，早期忽略嚴重性，爾後會影響到孩子生長發育與學習狀況，建議及早接受檢查與診斷，必要時亦需接受治療。

此外，口肌功能異常的症狀除了睡覺會打鼾、磨牙，還可能出現放鬆時嘴巴開開的、鼻子過敏、

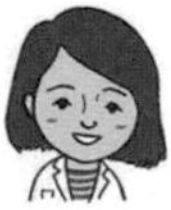

「口咽肌功能」自我檢測表：

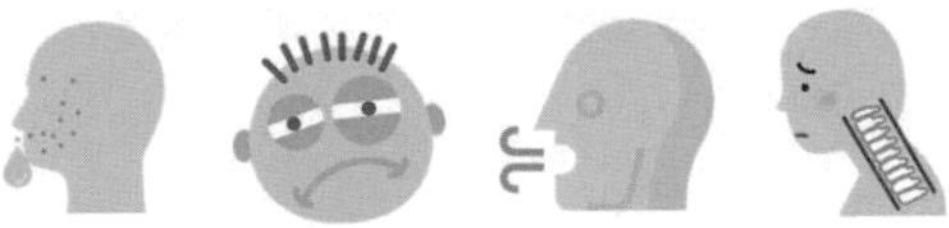

- ☐鼻子過敏或流鼻水
- ☐放鬆時，嘴巴會一直打開
- ☐嘴唇乾裂
- ☐黑眼圈
- ☐吃不好，咬不動
- ☐打呼或磨牙
- ☐彎腰駝背
- ☐牙齒排列擁擠/異常
- ☐不易集中注意力
- ☐講話不清楚

王亦群
語言 x 職能 治療師

以上請自行打「✓」，自我檢測若有五項以上的「✓」，就代表口肌功能不佳。

流鼻水、黑眼圈、嘴唇乾裂、發音不清楚、吃不好、咬不動、牙齒排列擁擠、臉型不好看、彎腰駝背、不易集中注意力等症狀。如果有上述問題，也歡迎來找我諮詢。

第七章

牙醫如何治療孩子打鼾？

牙科切入小兒睡眠呼吸中止症的治療已經是個趨勢，關鍵是美國史丹佛大學的小兒睡眠呼吸中止症診療權威吉爾米諾博士，他終其一生探討這個疾病的病因與診療趨勢，發表的眾多論文不斷提到，不理想的口顎顏面與舌頭相關功能，導致上呼吸道周圍的結構出現問題，像是狹窄的牙床、不整齊的牙齒、舌頭被舌繫帶沾黏等，都會影響到舌頭的活動空間，壓迫到咽喉氣道，進而出現阻塞型睡眠呼吸中止症。

這時，應該考慮由牙科進行上頜骨橫向擴張、下頜骨前移的功能性矯正，或是考量舌繫帶的處理，而不只是進行傳統耳鼻喉科腺樣體與扁桃腺切除的治療，這也是跨科整合治療的趨勢方向[1]。

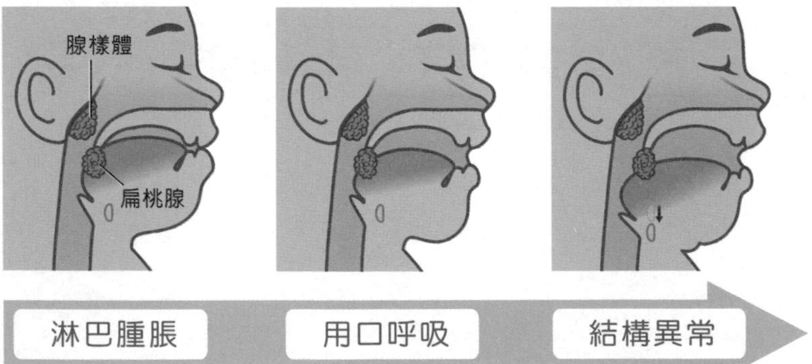

圖 7-1　對阻塞型睡眠呼吸中止病因的傳統認知是：因腺樣體與扁桃腺腫脹，鼻子阻塞只好改用口呼吸，最後口顎顏面結構出現異常。

睡眠呼吸中止病因的新研究

近年來，愈來愈多研究人員開始深入探討小朋友打鼾與嚴重的阻塞型睡眠呼吸中止症的病因[2]。傳統認知是，咽喉區域包含腺樣體與扁桃腺出現淋巴組織肥大，導致咽喉阻塞而產生阻塞型睡眠呼吸中止症，時間久了會導致臉型變窄、下巴後縮、下巴角陡峭、嘴唇無力合不起來、黑眼圈、沒有精神，出現俗稱的「腺樣體臉」[3]。

然而，這種說法並沒有科學依據，沒有腺樣體腫大的孩子，也可能出現這種臉，或者，移除腺樣體或扁桃腺也無法改善這種臉型。可以說這種臉型是在幼年生活中習慣用口呼吸而形成的[4]。

目前的學術研究偏向支持吉爾米諾博士的推論，因為不理想的吸吮、咀嚼、吞嚥、發音和舌繫帶沾黏等舌頭相關功能的異常，會使上呼吸道周圍

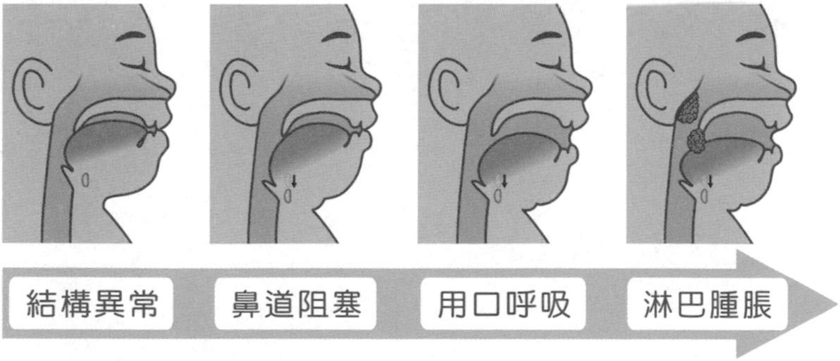

圖 7-2　目前學術研究指出：因為舌頭相關功能異常，使上呼吸道周圍的結構發育異常，鼻道狹窄而容易鼻塞，只好改用嘴巴呼吸，最後導致鼻黏膜更容易腫脹、腺樣體與扁桃腺容易肥大。

的結構發育異常，像是鼻道狹窄而容易鼻塞，只好改用嘴巴呼吸，且逐漸養成用口呼吸的壞習慣。較窄的上頷弓與後縮的下頷骨，讓舌頭往咽喉墜落而壓迫咽喉氣道，最後上呼吸道在呼吸時氣流加速，出現白努利定律，進而導致鼻黏膜容易腫脹、腺樣體與扁桃腺容易肥大，更加重小朋友出現睡眠呼吸中止症的症狀。

由於小兒阻塞型睡眠呼吸中止症成因的新發現，過去臨床治療的黃金準則是切除腺樣體與扁桃腺，如今已逐漸轉變為由牙科醫師透過功能性矯正的方式，直接改變異常發育的上、下頷骨，可說是小兒阻塞型睡眠呼吸中止症未來的診療趨勢。

白努利定律

管徑變小，中間氣流流速增加，壓力變小，如果管子是軟的，較高的流速與較小的壓力，會讓管子變得更窄，如同折到的水管，更容易變窄而影響水流。打鼾的症狀也是一樣，咽喉氣道愈窄，空氣通過的流速愈高，反而加速咽喉氣道變得更窄。

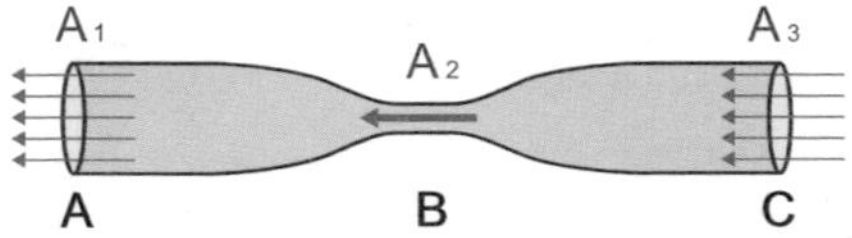

圖 7-3　空氣由 A_3 流入，經 A_2 時，因為管徑變小，流速變快，壓力變小，至 A_1 時，流速變慢，壓力變大。

牙醫從改善口顎顏面結構治療打鼾與睡眠呼吸中止

目前全世界醫學界治療小朋友打鼾與嚴重睡眠呼吸中止症的關鍵方式，是改善口顎顏面結構，主要是做法是擴張狹窄的上牙床、前移較小且後縮的下巴，而牙醫師熟知舌頭與咽喉肌肉的訓練，三者（上牙床擴張、下巴前移與肌肉訓練）搭配治療，是現今最熱門的治療趨勢。

舌頭與咽喉肌肉的訓練請見第六章，以下先說明牙醫如何進行擴張上牙床、下巴前移的治療行為。

擴張上牙床

我認為，透過**牙弓擴張裝置**協助上牙床擴張，應該是目前治療孩子嚴重打鼾的第一選項。牙弓擴張裝置是兒童牙科長期且常用的功能性矯正裝置，用在治療打鼾可說是如魚得水，效果十分顯著。學術報告中也顯示可以有效改善睡眠呼吸中止症。

特別是固定式牙床擴張裝置，很容易可以將上牙床骨頭向左右擴張開來，不僅能夠解決暴牙或牙齒凌亂的問題，同時可以改善因鼻道阻塞而容易出現鼻炎的問題。

只要鼻道暢通了，呼吸自然順暢，再加上上牙床中間較深的上顎穹窿變寬，可讓身體平躺時，舌頭有機會往上放置，咽喉氣道就會比較寬敞，自然可以快速減少打鼾和睡眠呼吸中止的狀況，這也是目前牙科診療中很熱門的治療方式。

擴張上牙床可分成快速擴張與慢速擴張，裝置有固定式、活動式、骨釘式，以及調整頭顱律動式等裝置。小朋友患者一般採用快速上頜骨擴張裝置，效果顯著，也有足夠的學術研究支持治療成果；成人患者的治療較為困難，需要使用的裝置也比較複雜。加州大學洛杉磯分校(UCLA)開發出骨釘式顎骨擴張裝置後，成人進行上頜骨擴張也變得容易。我個人的臨床經

牙醫擴張上牙床的過程及效果示意圖

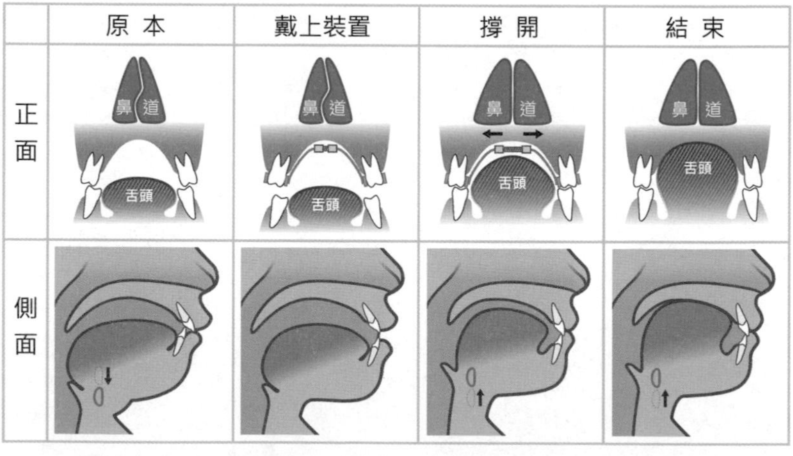

圖 7-4　上牙床擴張後，上頜骨變寬，鼻道也暢通了，舌頭可以回到正常的位置。

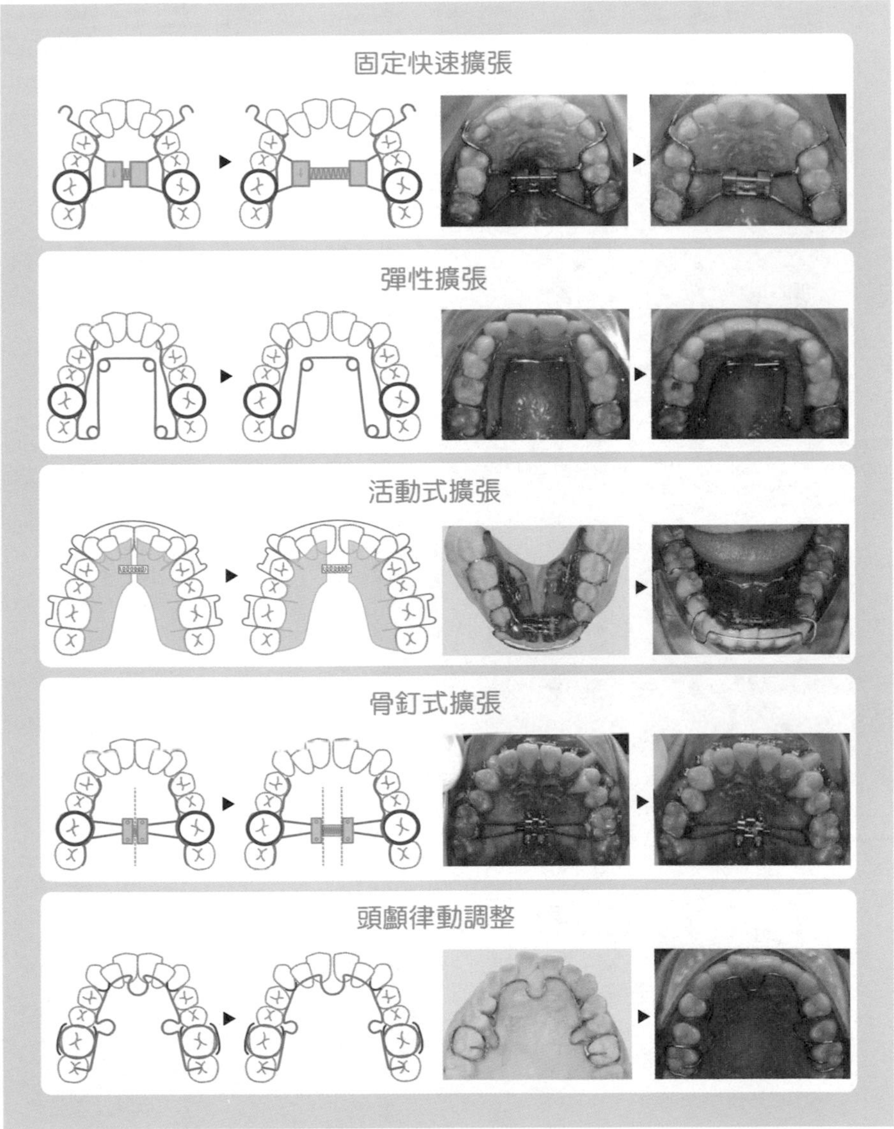

圖 7-5　各種擴張牙床裝置及擴張方式示意圖

驗與相關學術報告都可以看到，即使是超過五十歲的成人，上牙床也能成功被擴張。

不管是哪一種裝置，都可以輕而易舉地擴張上牙床所在的上頜骨頭，在小朋友身上往往立即見效，短短幾個月就能獲得足夠寬敞的上頜骨，因此我一直努力推廣，希望有更多牙醫師學習這種矯正方式，願意幫助病人擴張發育不足的上頜骨，以取代傳統拔除牙齒的治療方式，讓小朋友能獲得妥善的治療。

以下是我治療過的案例之一，這位九歲會打鼾的孩子，經過不到一年擴張上牙床的治療，不僅打鼾改善，上下門牙中線也對正，特別的是，右側後方上排牙齒原本應該排在下排牙齒內側的錯咬咬合也獲得改善，而這種後牙錯咬也是常見會打鼾兒童的特徵之一。此外，治療後鼻道變寬，左右大臼齒的間距也拉大，咽喉氣道的厚度增加，扁桃腺消腫，呼吸道也變寬。

快速擴張上牙床的理想年齡階段，是四、五歲乳牙齒列晚期，或六到八歲混合齒列早期。因為接下來的青春期，上頜骨中顎骨縫會融合而擴張變緩慢。儘管有些學術報告指出，十一歲以後擴張的成果就無法預期；但也有報告指出，十六歲以上仍舊有擴張成功的機會，所以固定式快速擴張牙床的治療，建議在十二歲恆齒全數長出來以前進行。

許多研究建議，小朋友在六到七歲就開始早期治療，甚至有醫學報告指出，小朋友一旦有嚴重打鼾和睡眠呼吸中止的症狀，就應該立即治療。最小的年齡在四到五歲就可以評估治

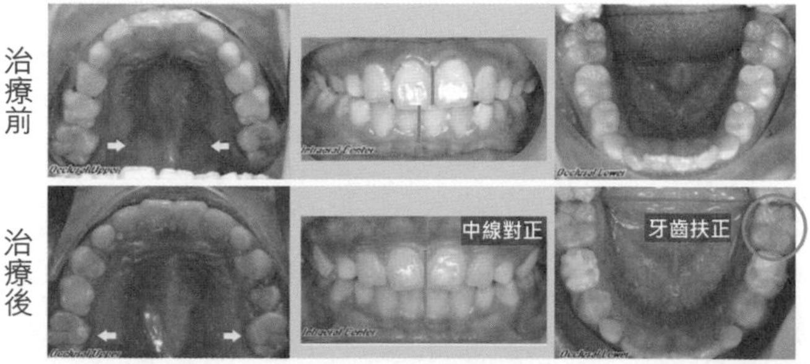

▲牙床擴張後改善了齒列擁擠、門牙中線不對、右側後牙咬歪的問題

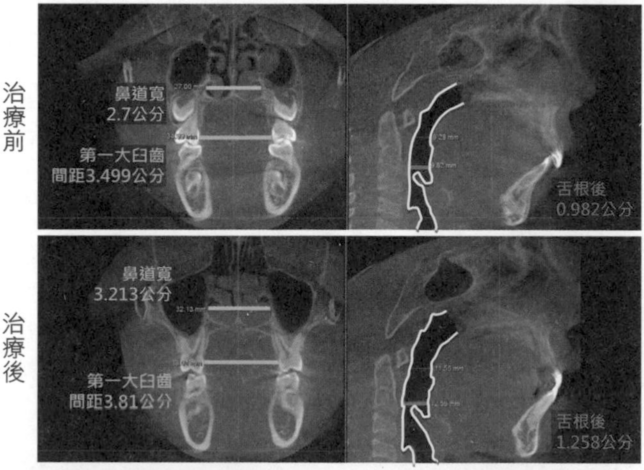

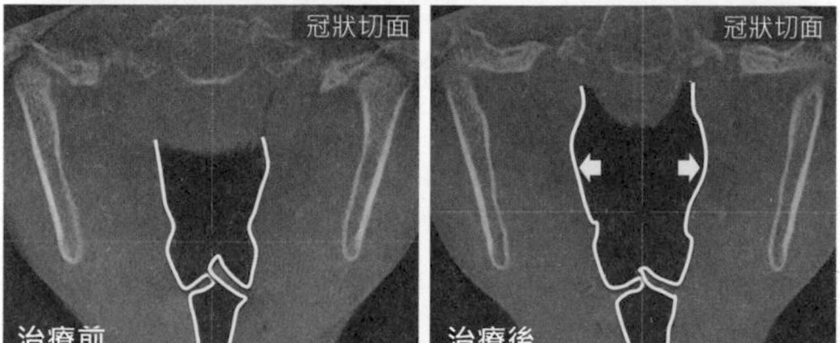

圖 7-6　九歲的打鼾病童經治療後，鼻道變寬 0.5 公分，左右大臼齒的間距拉大 0.3 公分，咽喉氣道厚度從不到 1 公分到 1.2 公分。同時從最下圖可看出，扁桃腺消腫，呼吸道變寬。

療，以減少呼吸道狹窄對身體健康造成的後遺症。知名齒列矯正教科書《*Contemporary Orthodontic*》則建議不要在學齡前兒童身上使用快速擴張的方法，因為可能會導致鼻腔與眼窩的不良變化。因此，青少年或年紀更小的患者在嘗試快速擴張二至三天打開骨縫後，就應改為慢速擴張，以減少不適感或後遺症。

慢速擴張則沒有年齡限制，雖然速度比較慢，但效果反而穩定。治療過程中，小朋友的鼻道或眼睛比較不會感受到擴大擠壓的力量。臨床上，我習慣採用先快後慢的速度擴張，學術報告指出，慢速與快速有一樣的效果。

超過十五歲的患者比較容易遇到治療成果不理想的狀況，這時會採用比較激烈的骨釘式擴張，盡可能幫助青少年孩子恢復正常的上牙床與顏面骨、頭骨生長，但這不在本書的討論範圍內了。

牙床擴張該達到什麼程度才算是理想？一種是以左

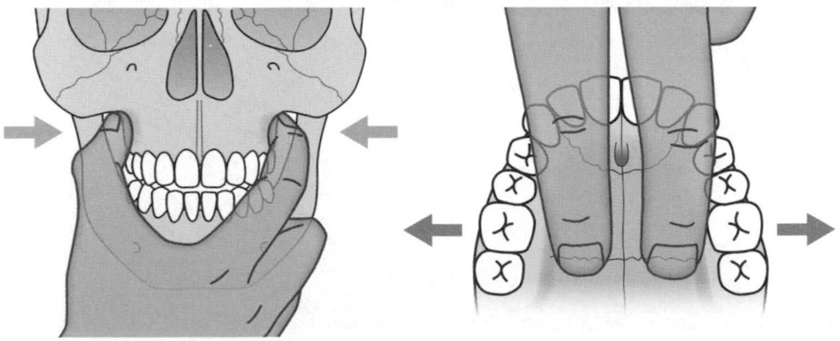

圖 7-7　以應用肌動力學檢測出病人的上牙床是否太窄，已是國外物理治療的標準檢測步驟。

右第一大臼齒距離約四公分為目標，通常會擴張到四．二公分或四．五公分，預留一些回彈的空間；另一種是依據上排四顆門牙的寬度總和，加上一．六～二公分，當作左右第一大臼齒牙齒中心的距離，一般是五．二公分左右。

如果想要更精確一些，可採用應用肌動力學的方式協助檢測，應用肌動力學已是目前國外各種物理治療的標準檢測步驟，是透過肌肉力量評估，也可以用來針對左右上頜骨寬度的檢測，由於左右上頜骨會同時往外擴張或是同時往內收縮的律動，所以醫師可以用兩根手指擠壓兩側上頜骨往內來抑制上頜骨往外擴張，或將兩側上頜骨往外推來抑制往內收縮的律動。

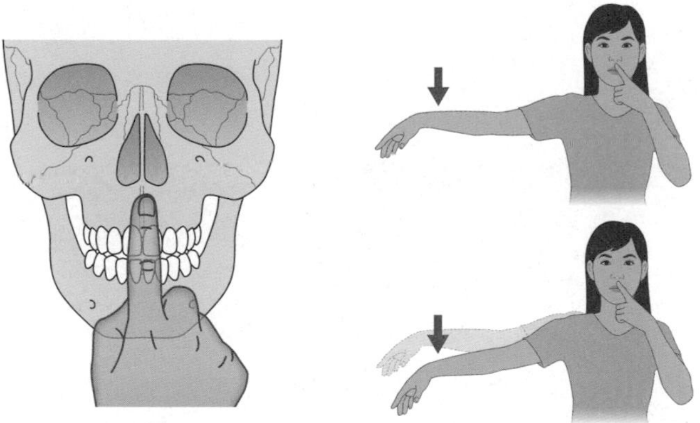

圖 7-8　左手指著人中吸氣時，往外平伸的右手臂如果感覺有力，接著吐氣，右手臂力氣卻變小，代表牙床較窄需要持續擴張。同理，左手食指推門牙往內（或手指著門牙吸氣），如果往外平伸的右手臂感覺有力，接著用食指推門牙往外（或手指著門牙吐氣）時，右手臂變得較沒有力氣，代表門牙太暴。

如果上頜骨寬度正常，則無論如何往內擠壓或是往外推動，這時候全身的肌肉力量不會改變，如果上頜骨太窄，則往外推動兩側上頜骨會讓手臂肌肉有力，往內擠壓左右上頜骨會讓手臂肌肉變得無力，所以是個簡單容易的檢測，只是醫師需要受過應用肌動力學的專業訓練，才能測得比較準確的結果。

也可以用手指指著人中，也就是左右上頜骨中間交接骨縫的位置，然後透過深層吸氣或吐氣的方式來做檢測，吸氣如同左右上頜骨往外擴張，吐氣如同左右上頜骨往內收縮，透過臂力的改變來自我檢查牙床是否夠寬（請見圖7-8），或是由醫師檢測擴張裝置是否已經將牙床擴張到適當位置。

從臨床案例可見，上牙床經過擴張後，咽喉氣道會變寬，如果盡快配合改用鼻子呼吸，睡覺也盡量閉上嘴巴，擴張後的上牙床比較容易獲得穩定、持久的

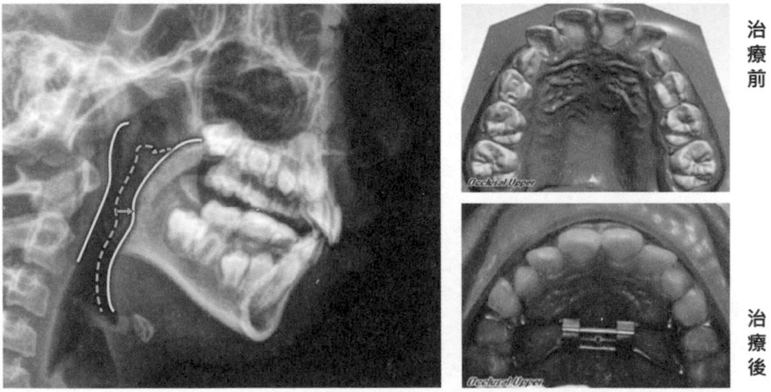

圖 7-9　經上牙床擴張的治療後，可看出咽喉氣道變寬了。

成果。學術報告也指出，採用擴張裝置後，小朋友打鼾與睡眠呼吸中止症的症狀會獲得改善，平均血氧濃度也提升了，除了改善鼻道與打鼾症狀，也有助生長發育和增進腦功能[5]。

腺樣體與扁桃腺切除之後，還需要擴張上牙床嗎？

有些孩子因打鼾出現睡眠呼吸中止問題時，被檢查出扁桃腺或腺樣體肥大，因腫大的扁桃腺使氣道變窄，醫師往往會為病患進行扁桃腺或腺樣體的切除手術。

腺樣體位於鼻腔後方，一旦腫大就會影響到鼻子的功能，所以進行上牙床擴張時，一定要請耳鼻喉科醫師評估腺樣體肥大是否會影響鼻子功能，如果腺樣體肥大到影響鼻腔通道，就得提早考慮手術治療。我建議先到牙科評估是否透過擴張上牙床來改善鼻子結

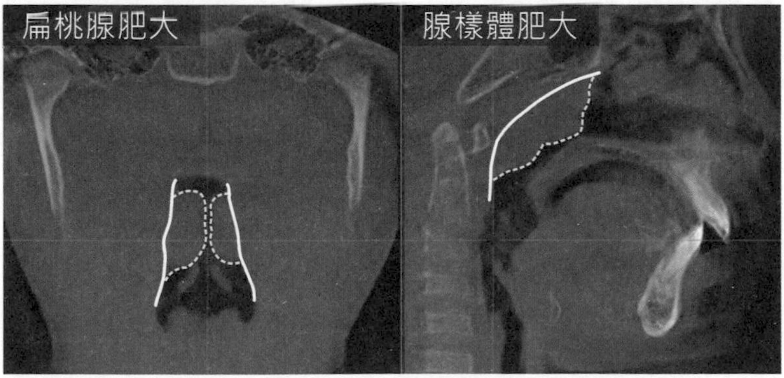

圖 7-10　扁桃腺腫大時（左圖），空氣流過咽喉氣道的空間變窄，容易打鼾；腺樣體腫大時（右圖），影響鼻子呼吸能力。

構問題，睡眠品質或血氧濃度改善後再進行手術，應該比較安全。

扁桃腺位於舌頭後方，是空氣進入氣管必經的部位，如果扁桃腺肥大，不管是鼻呼吸或口呼吸，都吸不到多少空氣。牙科X光判讀常常會疏忽小朋友扁桃腺肥大的狀況，畢竟牙科醫師介入打鼾治療這幾年才逐漸獲得認同，並逐漸展開相關的教育訓練，國立陽明大學腦科學研究所結合牙醫專業，合作推廣的教育訓練課程是個中翹楚，我很榮幸能參與其中。安裝低劑量牙科電腦斷層的牙科診所普遍化之後，也許是未來輔助篩檢腺樣體與扁桃腺腫大的重要據點。

腺樣體與扁桃腺切除，可以有效降低小朋友阻塞型睡眠呼吸中止症的嚴重程度。有些醫學報告指出，手術後三年仍可看到治療的成果；但也有醫學報告指出，三年後依舊有阻塞型睡眠呼吸中止的症狀。看似衝突的研究報告，其實是著眼點不大相同，可以說，手術一定會改善症狀，但沒有徹底根除問題，也就是治療成果不見得令人滿意！甚至有學術報告指出，有一半的病人沒有經過手術也獲得改善，另一半的病人手術後卻沒有獲得改善，這是手術僅改善咽喉氣道淋巴腫大造成的打鼾或阻塞型睡眠呼吸中止症，還是需要口顎結構異常的改善，才是較為全面的治療[6]。

腺樣體與扁桃腺腫大，大部分原因是病菌感染造成，也可能是長期口呼吸的結果，導致上呼吸道狹窄，上呼吸道變窄後呼吸氣流加速，除了鼻腔的鼻黏膜容易腫脹，咽喉氣道也會產生黏膜腫脹，進而出現腺樣體與扁桃腺腫大的症狀，不同於感冒或咽喉炎時的腫痛，這是單純的腫大，進而發生打鼾與更嚴重的症狀。

這種沒有腫痛影響吞嚥的腺樣體與扁桃腺腫大，藥物治療的效果較差，但有一份一百二十萬人的數據研究報告指出，高達六萬人接受腺樣體或扁桃腺切除手術後，呼吸系統疾病、傳染病和過敏性疾病的長期風險卻增加了，該報告建議在決定手術前，要多考慮長期後遺症的相關風險[7]。

若是腺樣體或扁桃腺腫大是長期口呼吸所造成，由於口呼吸可能是上牙床太窄導致鼻功能低下而產生的不良習慣，因此，根本原因可能不是手術切除腺樣體與扁桃腺，牙科治療慢慢成為診療的主要手段，不過這樣的治療更需要牙科醫師、耳鼻喉科醫師和小兒科醫師的團隊合作，才能提供對小朋友最有利的治療方法。

目前小兒阻塞型睡眠呼吸中止症還是以耳鼻喉科醫師的治療為主，包括鼻功能的改善，以及手術移除腺樣體與扁桃腺，眾多醫學報告都證明具有非常理想的治療效果，我在臨床上也會搭配耳鼻喉科醫師的協助，讓病患的治療更加順遂。關於扁桃腺相關手術治療，我特別邀請非常有經驗的徐英碩醫師為讀者說明。（請參見第二二四頁）

但我的建議是，當腺樣體與扁桃腺腫大非常嚴重時，切除手術具有急迫性；如果不具切除的急迫性，藉由藥物或搭配牙科擴張上牙床、將下巴往前移動的輔助治療，再接續評估手術治療，或許是不錯的診療方向。

第二章討論打鼾和睡眠呼吸中止症狀的病因時，發現口呼吸與鼻塞、過敏、舌繫帶沾黏，會導致上、下牙床發育不理想，因此孩子容易打鼾。目前的學術報告指出，腺樣體和扁桃腺切除後，咬合不良和狹窄的上牙床，仍然無法完全逆轉或改善。即便去除阻塞咽喉氣道阻塞的扁桃腺和腺樣體，還是建議結合上牙床快速擴張治療，並進行舌頭功能訓練，療效將更為明顯[8]。

我在臨床上，曾遇到父母帶著乳牙不整的小朋友來看診，透過牙床擴張裝置為他擴張上、下

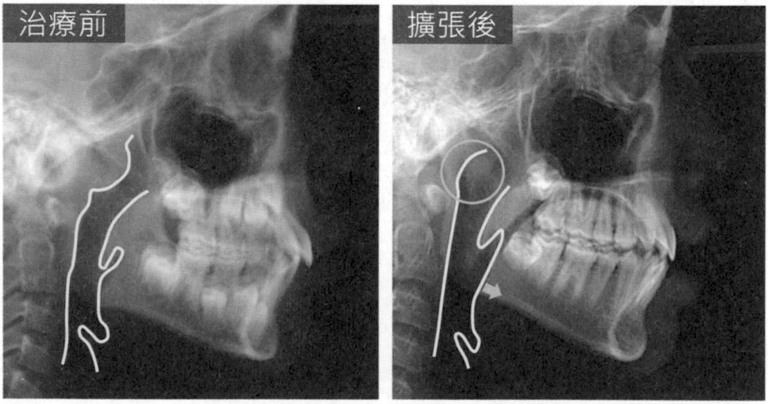

圖7-11　這是乳牙不整的病例，經擴張上下牙床後，不但咽喉氣道擴張，腫大的腺樣體也消失了（見右圖藍色箭頭及圈圈處）。

牙床，讓上呼吸道更加健康，牙齒早早排列整齊，省掉後續裝上矯正器的時間與費用，還避免換牙之後面臨更難治療的窘境。

早期治療雖然未必能完全解決齒列不整的問題，但絕對可以大幅降低日後齒列不整或咬合不正的治療難度。有趣的是，擴張上下牙床後，圖7-11這位小朋友舌頭後方的咽喉氣道擴張了，**腫大的腺樣體也消失了**，鼻子功能因此提升。

下巴前移

學術報告提到[9]，如果小朋友上牙床狹窄，會導致下巴代償性往後退縮，也就是上牙床變窄，下巴要往後讓大牙可以對到上牙床更後方的大牙來維持咀嚼，以維持咀嚼功能，這正是上牙床窄導致咽喉氣道狹窄的關鍵。反過來說，先協助上牙床左右變寬，上排牙齒寬度一旦變寬，為了有利於下排牙齒往前對合以維持咀嚼能力，所以下巴會往前，也是改善呼吸道狹窄的關鍵。

下巴長得好，臉型會更加美觀，所以同時擴張上牙床與前移下巴，是個理想的治療方向。十一歲到十三歲在下巴生長發育高峰期的孩子，可以透過 Twin Block 這種**下巴前移裝置**協助下巴往前生長，如圖 7-13 所示，一旦配戴這種下巴前移裝置，整個下巴會被強制往前，經過一年以上的調整，就可以改善原本小下巴的問題。

如果患者年紀更小，還有乳臼齒尚未脫落，可以如同圖 7-15 所示，直接將上下乳臼齒補高，同樣能夠達到下巴前移裝置類似的效果，這幾乎是我臨床每天都在做的工作，效果好，小朋友的治療也變得輕鬆許多。

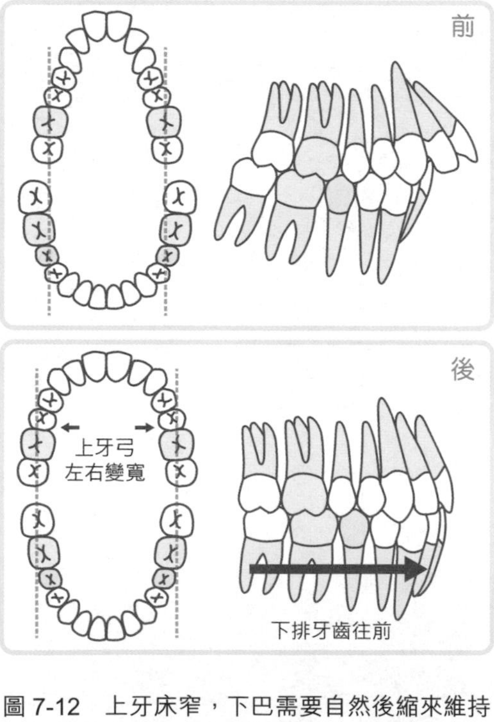

圖 7-12　上牙床窄，下巴需要自然後縮來維持牙齒的咀嚼功能，而透過上牙床左右擴寬，則有助於下排牙齒自然往前吻合咬合。

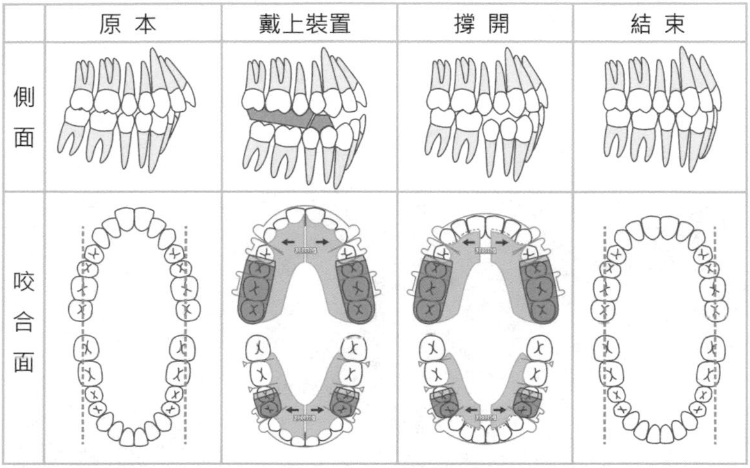

圖 7-13　小下巴的問題，可以透過配戴下巴前移裝置，經過一年以上的調整可以改善。

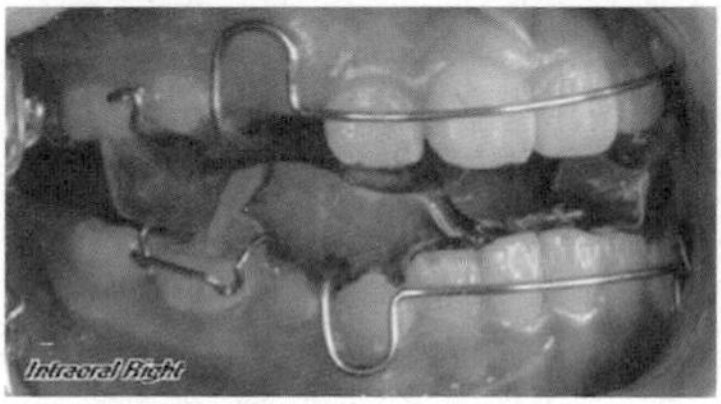

圖 7-14　透過配戴 Twin Block 讓下頷骨前移的裝置，也可以同時協助上牙床變寬，更能有效改善咽喉氣道狹窄的問題。

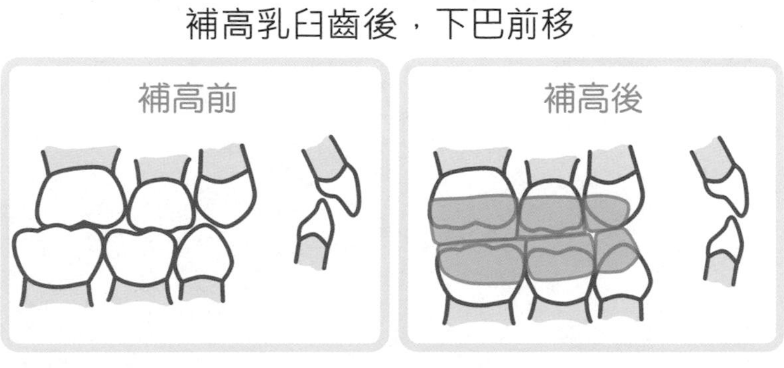

圖 7-15　乳牙尚未脫落、有下巴後縮問題的小朋友，可補高上下乳臼齒，達到下巴前移的效果。

治療前　　　　　　　　　　治療後

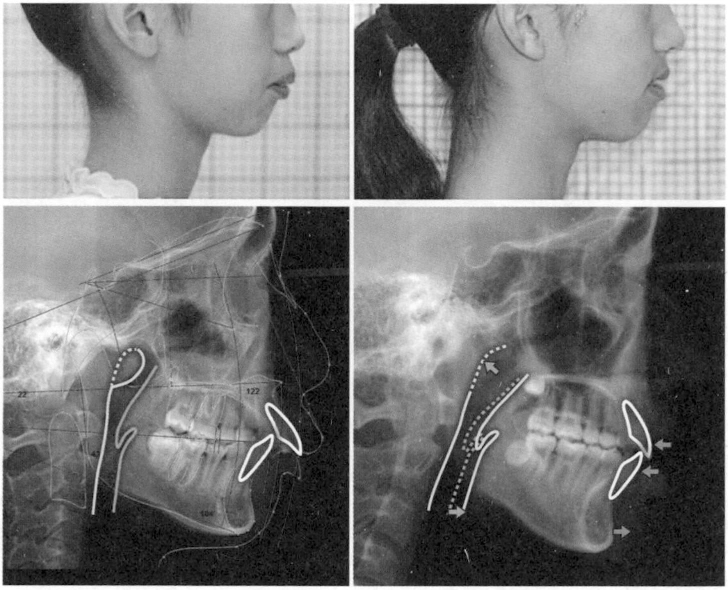

圖 7-16　這位患者經過治療後，原本往外的門牙角度改變了（見右圖橘色往左的箭號），嘴型變漂亮，下巴前移（見右圖橘色往右的箭號），不僅臉型外觀改變，特別的是咽喉氣道變寬，腫大的腺樣體也消失了（見右圖藍色箭號處）。

從圖7-16這個十一歲女孩的治療流程來看，還好是在青春期的另一個生長發育高峰期前就開始治療，由於已經是恆牙齒列，所以**採用 Twin Block 的功能性矯正裝置協助下巴向前生長**。在她爸爸的鼓勵下，她每天都很認真地配戴裝置，加上後期使用成型式功能性矯正裝置，一年左右就改善了小下巴問題，咽喉氣道空間增大，透過**X光片檢查，也可以看出腺樣體與扁桃腺腫大的問題同時獲得改善**，身體健康了，臉蛋也更漂亮，可謂一舉多得。

「下頷骨前移裝置」是個奇妙的矯正工具，學術報告指出，經過三年的追蹤，這個裝置能讓下頷骨順利向前移動，牙齒上下咬合的高度也得以增加，也就是，改善了小下巴問題，舌頭前後與上下的活動空間也都增加了。牙齒全部是恆牙的小朋友可以優先考慮以這種裝置治療[10]。

我在臨床上使用「下頷骨前移裝置」十多年，很少不成功，只有少數習慣彎腰駝背或舌頭肌力嚴重不足的病人才會遇到困難，這時就需要轉診到復健科進行體態姿勢的調整，否則治療效果會大打折扣。

小下巴也可以透過以下做法自我改善：

1. 練習舌肌力、舌頂上牙床：下巴小的病人，舌頭力量往往嚴重不足，所以必須多練習舌頭，使舌頭力量加大，同時要習慣舌頭時時頂著上牙床，做法可以參考第六章「舌肌力不足的自我改善方法」。

2. 隨時保持微笑：微笑時，臉部肌肉力量會集中到大顴肌、提嘴角肌與笑肌，臉型會變得漂亮，而造成下巴往後推的肌肉就會因此放鬆，是避免下巴持續後縮的好方法。

3. 墊高髂骨：用毛巾摺疊起來墊高髂骨（與腰帶同高）約三至四公分，每天只要一分鐘，就可以改正骨盆後傾，改善頸椎與其上方枕骨的角度，讓下巴有機會往前移動。

4. 以木梳梳頭：下巴小的病人，頭顱也比較容易緊繃，可用木頭梳子輕輕刷頭髮做舒緩。

5. 腳趾頭活動：做法一是將手指插入腳趾縫，然後將腳趾往腳背的方向壓開，第二種是用腳趾將鋪平的毛巾慢慢夾起來，等於是腳趾往腳底夾緊的練習，每天花個二、三分鐘，兩種練習都做，一個月左右就可以順利鬆開腳趾的掌骨，使身體連結頭與腳的關鍵筋膜也跟著鬆開，即可舒緩頭部的筋膜壓力，也有機會加快大腦往下排除靜電的能力，改善頭顱緊繃。

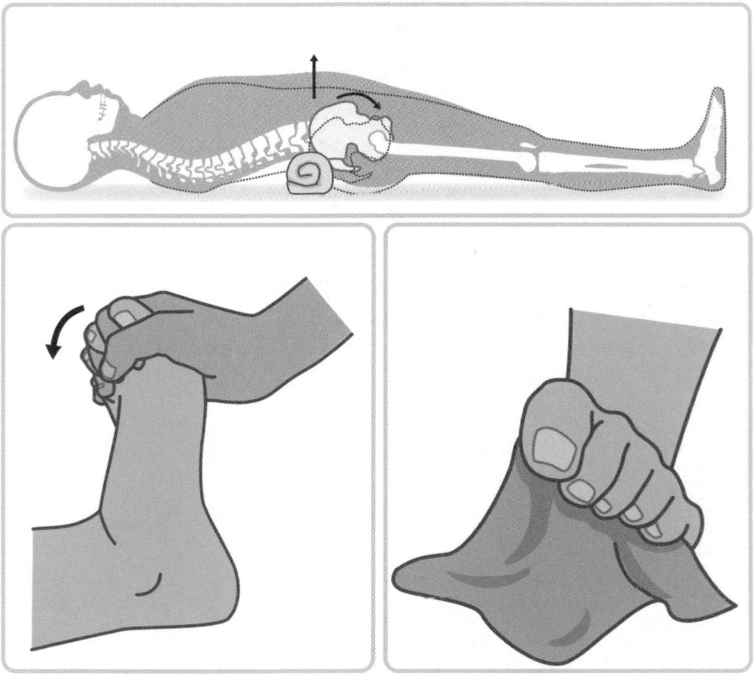

圖 7-17　用毛巾墊高髂骨（上圖），有助改善骨盆後傾，讓下巴有機會前移；將手指插入腳趾縫，將腳趾往腳背的方向壓開（下左圖），或用腳趾夾毛巾（下右圖），都可以鬆開腳掌骨。

牙醫師是診療孩子打鼾的第一線醫療人員

兒童牙醫是診察口腔健康的第一線醫療人員，非常適合於臨床工作時，診察小朋友是否有阻塞型睡眠呼吸中止的風險，進而積極介入治療，或是協同小兒科、耳鼻喉科醫師進行跨科合作治療，及時幫小朋友改善睡眠呼吸中止症與相關的生理、心理症狀。

專科醫師這麼說

小朋友扁桃腺腫大，務必盡早治療

新光醫院耳鼻喉科　徐英碩醫師

現在孩子生得少，每一個都很寶貝，上小學還和父母一起睡的小孩子大有人在。不過一起睡，就比較容易發現小孩子的睡眠問題。

有家長帶著孩子來找我，說孩子晚上睡覺嘴巴都開開的，而且打呼很大聲。我請小女孩張開嘴巴一看，不得了，兩顆扁桃腺像是喉嚨裡面的貢丸，而且還靠得很近，幾乎沒有什麼縫隙，這是等級三到四的扁桃腺。扁桃腺的大小是用它們在口腔裡面占據的空間比例多少來計算，占據超過一半以上的空間就是等級三，占據四分之三以上的空間是等級四了。有這麼大扁桃腺的小孩子，睡覺時，呼吸道的空間就很小，就只能靠兩顆大大的扁桃腺前後的空隙來呼吸，中間基本上是密不透風的，也難怪打呼會很大聲。

我問小孩子平常有沒有什麼症狀？媽媽比較細心，注意到小孩子平常跑跑跳跳都沒什麼異狀，但只要坐下來寫功課，或是做一些比較靜態的美術勞作，就會顯得非常疲累，好像快要睡著的樣子。這個小女孩看起來似乎比同年齡的人要瘦小，於是安排了健保給付的睡眠檢查，請家長帶小孩來到我們醫院的睡眠中心睡一晚。

檢查後，果然發現小朋友有明顯的睡眠呼吸中止問題，睡眠呼吸中止指數達到每小時二十幾次（正常小朋友應該不到一次）。這樣的狀況也明顯影響到小朋友的睡眠品質，看她的睡眠時腦波，時不時就受到睡眠呼吸氣流不順的影響，沒有辦法達到深層的睡眠。睡眠品質不好，白天做一些靜態學習時自然會顯得疲累。

我建議趕快處理她的扁桃腺的問題，但是家長很擔心：小朋友這麼小，開刀會不會很痛？還有扁桃腺拿掉，會不會對她將來的免疫力有什麼不好的影響？我對家長解釋，實證研究證明，小孩子的扁桃腺就算全部拿掉，之後幾十年的免疫力也不會受到什麼影響，因為鼻腔和口腔還有很多免疫淋巴腺可以當代打去對抗細菌。不過近年來也有愈來愈多研究證明，針對小朋友的睡眠問題，可以不用拿掉全部的扁桃腺，只需要把大部分的扁桃腺削薄，用低溫電漿刀或動力旋轉刀等做為手術器械，可以留一點點在原來的扁桃腺隱窩，不但小朋友在開完刀後比較不痛，第二天就可以回家，也可以明顯改善睡眠問題。

不過小朋友扁桃腺的肥大，遠因往往是鼻子過敏、鼻塞和張口呼吸。我發現這個小朋友鼻子過敏和鼻塞也蠻嚴重的，因此也建議家長，我們為小朋友執行扁桃腺手術時，還可以同時將肥厚的鼻肉，和擋在鼻腔後面的腺樣體一起削薄。開完刀之後鼻子通了，只要不再張口呼吸，沒有被完全切除而留下來的一點點扁桃腺不會再受到乾冷髒空氣的刺激，又再長出來。實證研究發現，這樣的作法對小朋友睡眠呼吸中止症的治療效果比較好、成功率比較高，而且能預防小朋友到青春期因為張口呼吸而造成的臉型變化，如扁鼻子或小下巴等。

聽完我的解釋，家長放心讓小朋友進行手術。開完刀第二天，小朋友就活蹦亂跳地回家了。回診時，爸媽還覺得晚上睡覺時，不太習慣突然沒有小朋友打呼的聲音。我還是千叮嚀萬交代，手術後要好好照顧小朋友的鼻子，並改正小朋友張嘴呼吸的習慣。半年以後，追蹤的睡眠檢查發現，她的睡眠呼吸中止次數回到正常值，更重要的是，做功課時的疲累感不見了，變得很愛學習，而且可以睡飽以後，長高的速度愈來愈快，半年來就長高十公分，家長對小朋友的擔心和憂慮也一掃而空了。

造成小朋友睡眠呼吸中止的原因雖然多種多樣，但是扁桃腺肥大還是占最大宗。如果各位家長發現小朋友打呼真的很大聲，不妨來醫院檢查看看，若真的需要手術，也不用過度害怕和心疼，現在有很多專業的醫療工具，可以減少孩子手術的疼痛，並加快恢復速度。當您晚上看到孩子不再翻來覆去而好好熟睡的小臉，一切都是值得的。

附錄

避免過敏原

臺灣的孩子可能因為嚴重的呼吸道過敏，或亞洲人常見的短下巴或牙弓過窄等現象，導致孩子睡著後呼吸道阻塞，造成嚴重程度不一的睡眠呼吸中止症。而嚴重打鼾造成的身體間歇性缺氧，與鼻炎、異位性皮膚炎、氣喘等過敏症狀，息息相關。

身體過敏反應的機制是：一旦吃下過敏原，身體為了抵抗過敏原，從淋巴球產生抗體到肥胖細胞上，當過敏原進入身體，抗體會捉住過敏原，同時活化肥胖細胞釋放組織胺等發炎物質，造成微血管紅腫、感覺神經亢奮、黏膜分泌物增加、平滑肌肉收縮（見圖8-1），所以鼻塞、流鼻血、氣喘、皮膚紅腫或異位性皮膚炎都是過敏的症狀。

要減少過敏反應，就要避免吃下容易造成

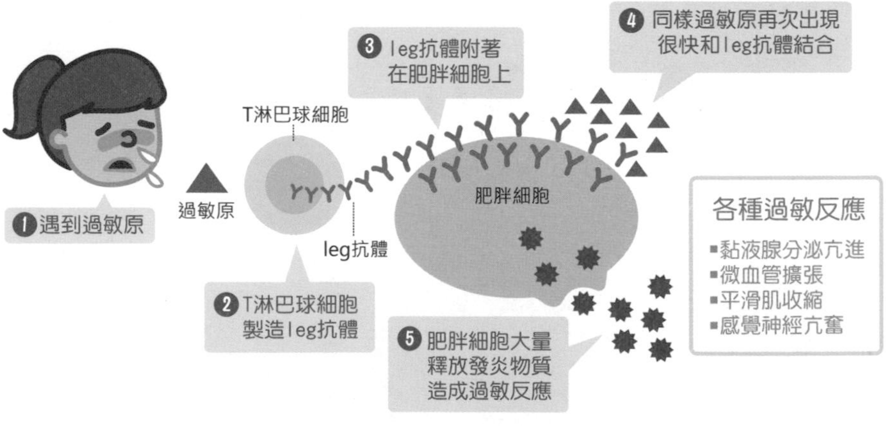

圖 8-1　過敏的機制

過敏的食物，但在如今的環境中，幾乎不可能做到，因為大多數食物都有過敏原。除了因個人體質產生過敏的食物（例如有人對芝麻、乳製品過敏，有人則不會），有農藥殘留的食物都是過敏原（農藥本身就是誇張的過敏原）；過度加工和過多添加物的食物也幾乎都是過敏原。除非大家愈來愈重視農藥、加工食品、基因改造食物對人體健康的危害，否則，人與過敏原的戰爭恐怕永無止境，下一代也會失去健康。

過敏原的檢測方式

過敏原檢測有幾種方法，傳統的檢測包括：血清測試、皮膚扎針或注射測試。我做過血清測試，簡單方便，只是費用偏高。血清檢測出來我有 IgG 等慢性過敏原，就會盡量避開這些容易造成過敏的食物。因為抗體要接觸過才會產生，這樣的檢測是針對有接觸過的過敏原做檢測；但沒有接觸過或長時間沒有再接觸的過敏原，就驗不出相應的抗體，所以檢測報告無法告知所有會過敏的食物與相關過敏原。

另有一些比較不一樣的過敏檢測方法，如日裔美籍大村惠昭醫師的O環測試、臺大前校長李嗣岑教授研究南步雷培德（Nambudripad）醫師的南氏去敏法（NAET）、克林哈德（Dr.

Dietrich Klinghardt）醫師的自律反應檢測（ART），以及用氣功等檢測過敏原的方式，都可以有效檢測出過敏原，甚至搭配中醫經絡與穴位的原理，可以讓身體對原本的過敏原產生適應，而不再產生過敏反應。

我曾請教從美國回來的李政家博士，他指導過一個很簡單的過敏原檢測方式，請一個人趴在床上，膝蓋在床沿內，小腿在床沿外，在兩腳的阿基里斯腱上的皮膚做上等長的標記，將會過敏的食物放在一側的背部，這時會發現原本等長的標記出現了變化，也就是一隻腳變長，另一支腳卻變短了，原來過敏原並不需要進入身體，只要接近身體就會影響神經肌肉功能。

看起來很神奇，起初我也是百思不得其解。原來身體就是一部機器，隨時有電磁場的改變，而過敏原是不同的電磁場，隨時影響著我們，這樣解釋就讓一切變得合理了。

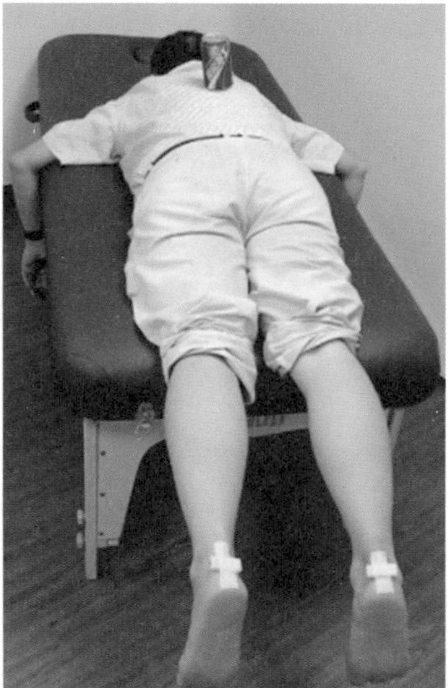

圖 8-2　李政家博士示範的過敏原檢測方法。

以下詳述幾個較簡單的過敏測試方法：

1. O環測試法

一九八一年，大村惠昭醫師發明一種簡易、徒手的「O環測試法（Bi-Digital O-Ring Test, BDORT)」，並於一九九三年獲得美國專利局專利，也可以用來快速篩檢症狀，以及檢測過敏原[1]。

O環測試非常容易學習，受測者將慣用手的拇指指尖與食指、中指、無名指或小指的指尖相接結成O形（做O環測試不能指甲太長），檢測者用同樣的動作去拉開受測者的O環，不是靠手腕的力量，左右手的前臂要成一直線，以指尖拉動，不可以用指腹，才會獲得比較準確的測量。

受測者要選擇哪一根指頭與拇指結成O環，檢測者則用拇指與食指或中指指尖結成的O環去拉動受測者的O環，拉動時請說出檢測口令「請用力」，提醒受測者用指力將O環夾緊，手掌也可以幫忙出力，但是手臂不能一起出力，否則就變成測量臂力了；檢測者的O環如果無法在一～二秒內將受測者的O環拉開，表示受測者的O環有力。這時檢測者改用拇指與食指和中指組成的O環去拉開受測者的O環，如果拉得開，就可以得到指標O環；如果拉不開，表示受測者需要更換力量較小的手指組成O環再進行測試，直到找到最佳的O環檢測指。

也許讀者會有疑問，假設是一位指力很強的大人幫一位十歲的小朋友做檢測，因為力量強弱分明，似乎受測者不管怎麼做都可以很容易被拉開。其實，檢測的重點在於找出檢測前後受測者力氣的差異，例如，原本力氣很大的人變得相對比較沒有力氣。

找出標準檢測指組成的O環後，請受測者用非慣用手拿著手機，再次進行O環檢測，會發現O環比較容易被打開；移除手機後，

尋找檢測者兩根手指拉不開，三根手指拉得開的O環

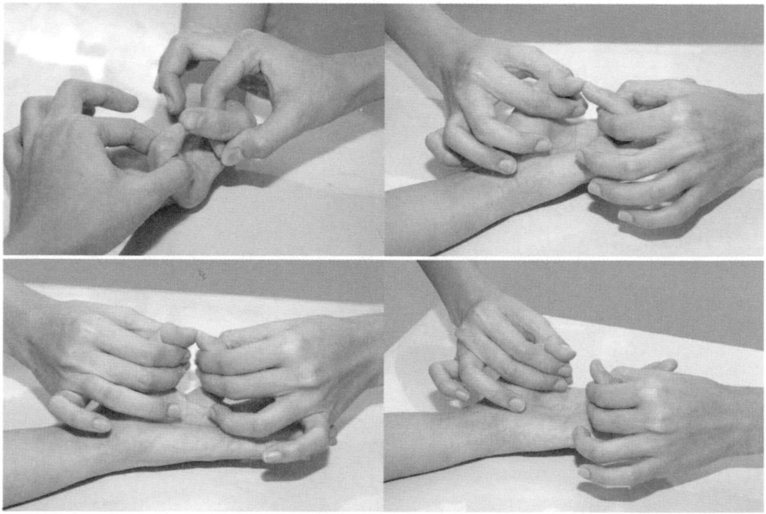

圖8-3　尋找受測者O環被拉開的手指，例如是無名指，往前試拇指與食指指尖組成的O環，若是拉不開，這時拇指與食指指尖組成的O環就是標準O環檢測指。

O環的兩指指尖好像被黏住一樣變得有力，顯然是手機影響到受測者的肌力。

接下來，可以嘗試檢測食物的過敏原，將常食用的牛奶、蛋白、麵粉、精糖或加工食物拿來做檢測，大部分的O環會因此容易被拉開，表示這些食物不適合食用，盡量避免。也可以檢測手工黑糖、海鹽和沒有農藥的有機麵粉，大部分的O環變得更緊且不容易被拉開，表示這些食物是適合食用。

如果檢測不準確，可以注意是不是O環沒有確實指尖對指尖，檢測者沒有用指尖接觸的位置拉動，檢測者是否太著急，受測者還沒出力就去拉

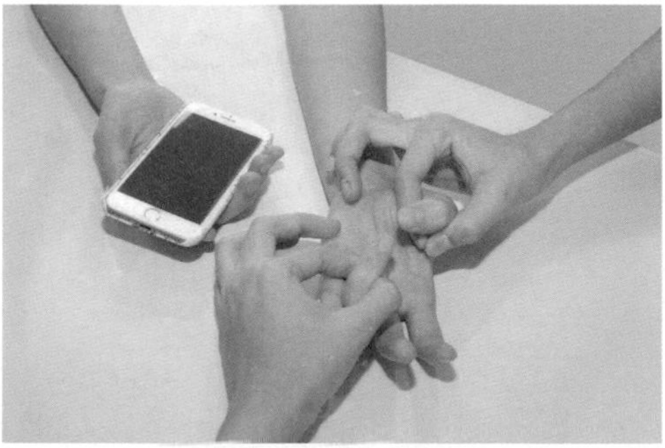

圖 8-4　非檢測手拿手機後，O 環容易被打開。

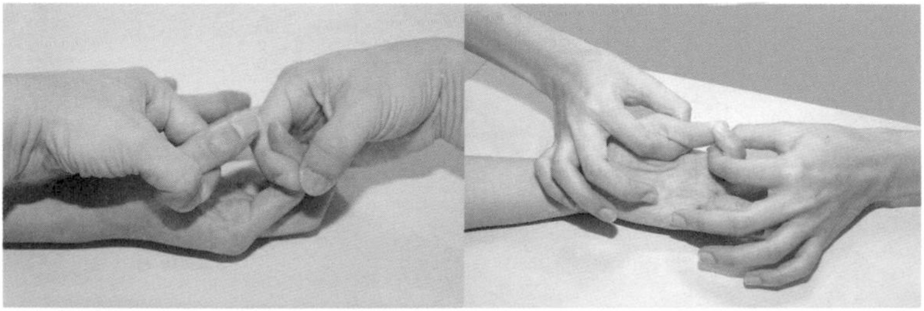

圖 8-5　錯誤的檢測方式：檢測者與被檢測者手指的 O 環未能指尖對正指尖，或只是錯誤用手腕力量，而不是正確用手臂力量緩慢拉開。

動，受測者的手掌沒有平穩地放在舒適的平面上，或是受測者的手臂力量過大，變成不是在測指力組成的O環，再不然就是請教有經驗的朋友對檢測精準度做改善。

還有一個造成檢測不準確的原因，就是檢測者或受測者過度勞累與過多意念或想法，會讓身體產生太多正電，造成神經傳導不順暢，導致檢測結果不準確。我建議先洗洗手，水量小一點，洗久一

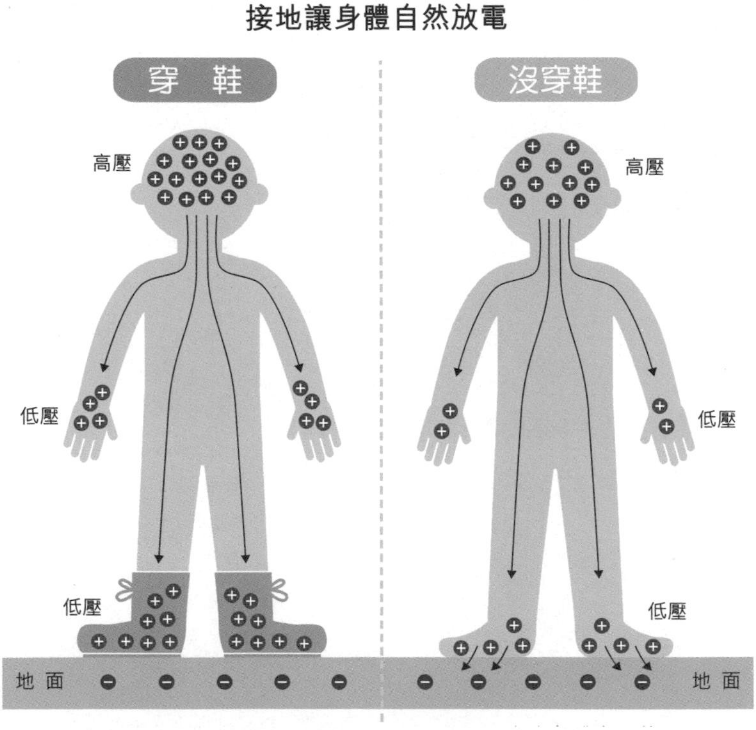

圖 8-6　穿膠鞋底鞋子時，腳部會失去放電能力（左圖）。當腳踩大地讓身體自然放電，可獲得最佳的電荷分布（右圖）。

點，排出靜電，等手乾了再做檢測，準確度又會提升。為什麼洗手排放靜電會提高檢測準確率呢？其實和到靈堂要先洗手、摘葉子或踩踩地一樣，避免往生者遺體過高的正電影響到我們的健康，了解其中的原理，就不那麼玄奇了。

既然排除靜電可以有效改善，如果是積勞成疾，又不方便外出接地，也有個取巧的方式，就是食用幾顆有機礦物質，因為礦物質可以包覆酸性物質，達到緩解過多正電的困境。

美國知名牙科醫師史密斯 (Dr. Gerald Smith) 曾提到，施打麻醉藥效果不佳的病人就是身體過酸，服用幾顆含有鈣與鎂等有機礦物質的營養品，可以在幾分鐘內改善身體過酸的狀況，檢測者或受測者也可以參考這個方法，不過，還是建議多到戶外接地，才是長期有效讓身體健康的好方法。

O環檢測其實是**針對交感神經做檢測，但對於副交感神經就不一定了**，交感神經可以激發身體能力，例如，狗急跳牆就是腎上腺素分泌激發出交感神經亢進的結果；副交感神經可以緩和身體功能，屬於穩定的力量，例如，睡眠時應該是副交感神經

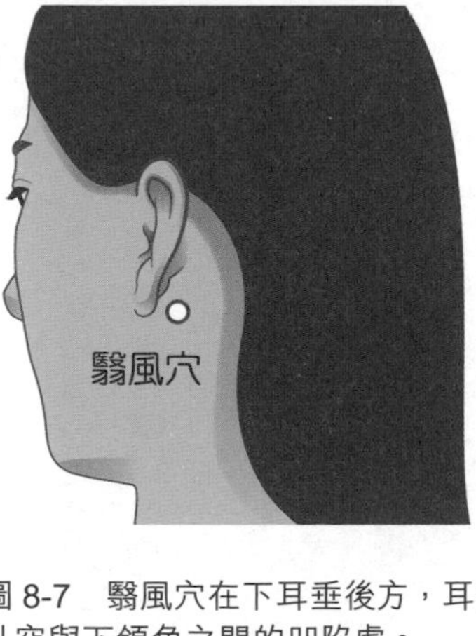

圖 8-7　翳風穴在下耳垂後方，耳後乳突與下頜角之間的凹陷處。

控管為主。將O環測試有力而對身體沒有影響（即O環打不開）的食材拿到手上，用手指比著翳風穴，這時O環竟然被打開了。**手指著翳風穴做O環測試，主要是針對食材或物品對副交感神經的影響**，也就是說，引起過敏的食材不會引起交感神經激烈的過敏反應，但是食材本身依舊對身體有害，短期不會有過敏反應，長期使用還是會傷害身體。

2. 臂力測試—用雙手檢測過敏原與身體健康

透過臂力檢測過敏原，方法也很簡單，受測者手臂往前平舉約十五～三十度，檢測者單手輕放在受測者的手腕靠前臂位置，檢測時喊出口令「抵抗」，受測者用整個手臂抵抗檢測者施加的力量，約略知道受測者手臂的力量後，再用非檢測手拿著牛奶等可能過敏的食物，再同時做臂力測試，如果臂力減弱，就可能對這食物有過敏現象。請注意受測者只能用臂力抵抗，不能用身體的力量一起抵抗，檢測者可將另一隻手搭在受測者的另一側肩膀，確認只有單手臂出力，以增加檢測的準確性。

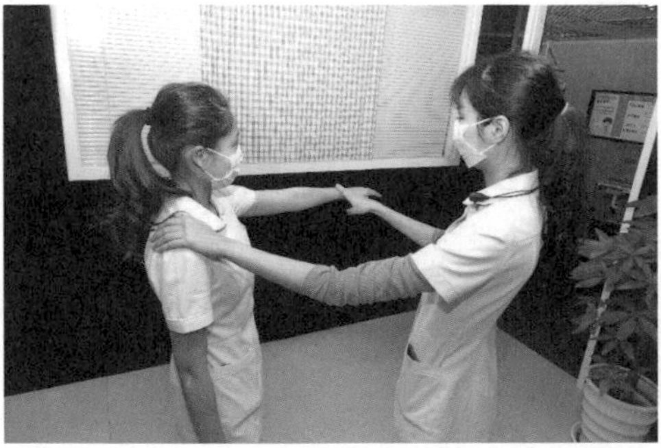

圖 8-8　臂力測試示意圖

臨床上，為了節省檢測時間，我會請病人躺著，直接將手臂舉起，負責檢測的護理人員直接將病人上臂往前推。我做這樣的檢測是為了透過監測頭薦骨律動是否正確，確認牙齒矯正時，上頜骨與下頜骨位置或寬度，倒不會用在過敏食材檢測。只是和各位分享，各種肌力檢測的方式非常多，原理大致上相同，只是需要因地制宜，甚至也有人發展出不同的單人肌力檢測，限於篇幅，簡單給各位看一下檢測方式的圖片，有機會在肌力檢測專書再詳細說明。

3. 用「氣」檢測

人是一個大電場，人體和電最相關的兩個部位，一個是心臟，一個是大腦。心臟隨時跳動，心肌的收縮與電位改變，產生人體最大的電場。從醫學的角度來說，透過電阻檢測電壓的改變，也就是心電圖。我的指導教授郭博昭

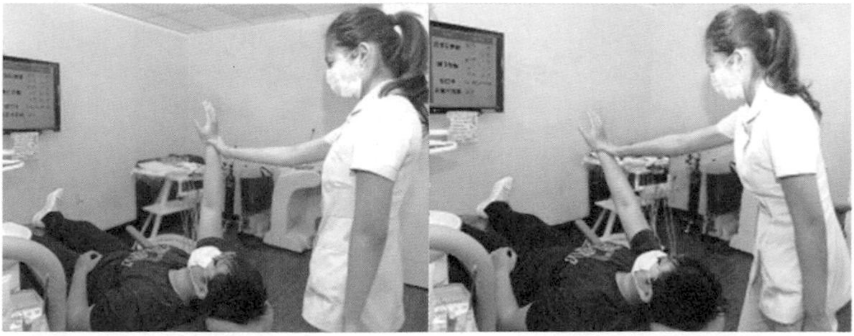

圖 8-9　躺著進行臂力測試，病人手臂上舉（左圖），檢測的護理人員直接前推病人上臂（右圖）。

博士就設計了無線監測心率改變的裝置，讓醫師可以在雲端簡單評估自律神經功能，就是很經典的電學檢測裝置。

大腦則是身體正電最高的地方，人體有超過三成的氧氣送入大腦，以維持生命的運作，人體各器官都不像大腦一樣不可缺氧，一旦缺氧就會腦死；所以缺氧時，頸動脈壓會增高來增加大腦的血流，另一方面則是因為耗氧多，腦部容易產生大量碳酸，高碳酸就是高正電，所以大腦可說是身體最高正電壓的位置。

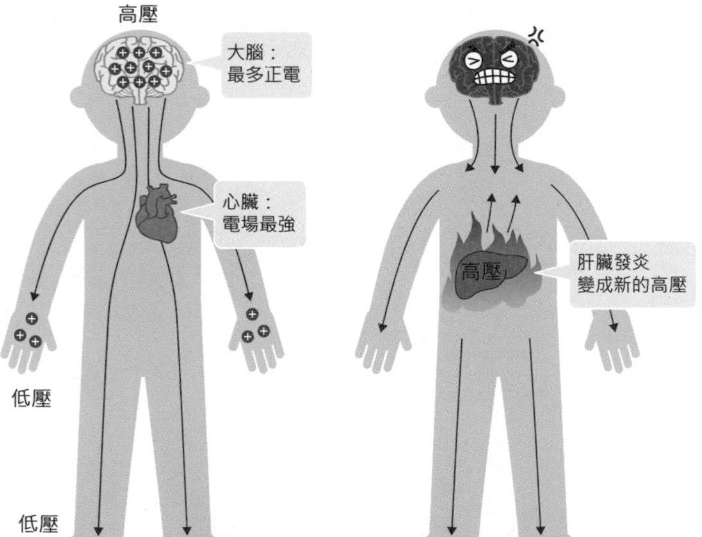

圖 8-10　心臟會產生人體最強電場，而大腦有最多正電，手腳掌的正電最少，所以身體會產生正常的電流排放（左圖），當肝臟發炎形成新的高正電，擾亂了從腦到腳之間的電流，腦部因而無法順利排放正電，身體就容易生病。

身體健康時，高壓的正電會往相對低壓的四肢排出，除非身體其他器官生病而產生新的高電壓，或是長期穿膠底鞋子無法接地，也不去戶外接地或接觸海水、河水，自然降壓的功能就會出問題，腦部高電壓無法排除，功能或情緒問題就會產生異常。每次工作繁忙而出現情緒時，診所助理就會幫我安排休假，休假是要到戶外排放靜電與調整身體電壓，如果變成搭飛機出國度假，效果恐怕是相反的。

身體從頭往四肢排放靜電的過程，可以透過練習而有感知，有些人稱作

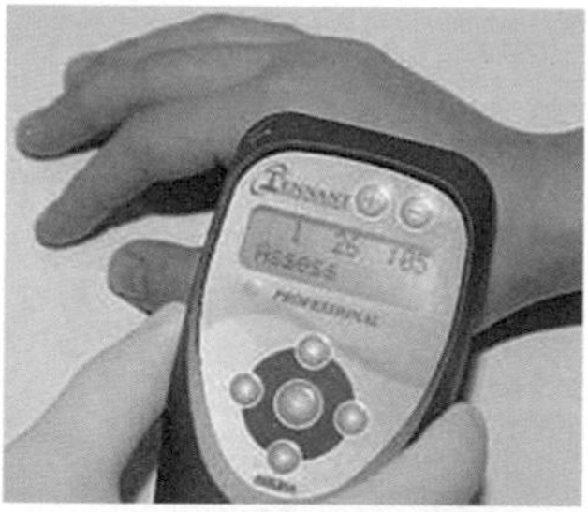

細胞電位	細胞pH值	
-50	7.88	細胞再生 紅腫發炎
-40	7.70	
-35	7.61	兒童理想電位
-30	7.53	
-25	7.44	成人理想電位
-20	7.35	
-15	7.26	身體容易勞累
-10	7.18	疾病狀態
0	7.00	極性改變
+10	6.83	
+20	6.65	
+30	6.48	癌症產生 壞死凋零

pH值<7	pH值>7
酸性	鹼性
H+濃度高	H+濃度低
正電位：電子掠奪者	負電位：電子提供者
自由基傷害	抗氧化劑還原
破壞、疾病	建造、再生
正極	負極
左旋	右旋

圖 8-11　Biomodulator 電位儀，電位儀是經過美國藥物與食品管理局核可的簡單評估儀器，可以簡單透過皮膚電阻做檢測，成人理想電位是 -25 毫伏特，兒童理想電位是 -30 毫伏特，如果測出來的電位是正值，表示有可能處於疾病狀態。

氣，有些人有能力調控這些氣，因為意念本身就會產生電流與電磁場，專注度夠高，就有能力帶動這些以電為本質的氣。從X光來看，影響人最多的是這些電壓高低不同而產生的電流與磁場。現今科學可以做到以磁生電的方式，在特定腦區產生電流來治療憂鬱症等腦部疾病，而透過電阻偵測電位來治療疾病的產品為數不少，最簡單的穴位儀也是相同的方式，差別在於有沒有正確掌控、運用與合理的解說分析。

美國泰南特(Tennant)醫師發明 Biomodulator 電位儀，以電阻檢測細胞電位的方式確認身體是否健康，透過電的原理做為診斷參考，這位醫師對細胞電位有相當多年的研究，各位可以上網搜尋，他也提供了免費的電子書做為參考。

大腦的高正電往四肢低正電出現了電位差，產生正電荷往四肢流動的現象，發現指尖尖端會有微微放電的感

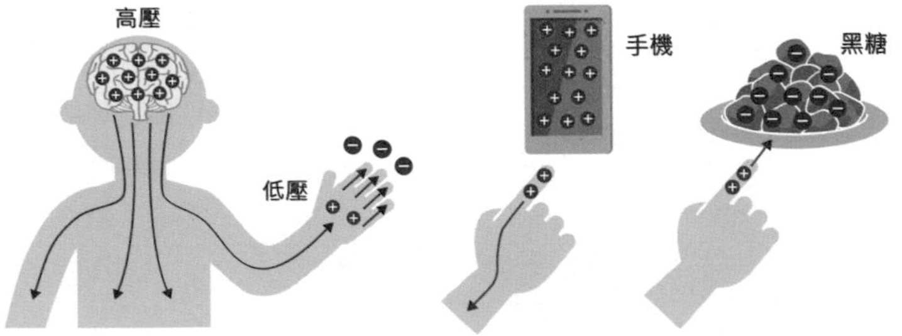

圖 8-12　腦往手指尖放電出去，指尖外是負電（左圖），當手指著手機，因手機有大量正電，指尖的正電荷逆回到手掌和前臂（中圖），當手指著黑糖，因黑糖有大量負電，指尖的正電荷可加速排出（右圖）。

覺，肩頸和背部都要盡量放輕鬆，緊繃會出現耗氧狀況，就會出現額外的正電。可以做簡單的測試如下：用手指尖指著手機時，可以感受到指尖的正電逆回到手掌，氣功稱為逆氣；手指有機黑糖時，會感受到指尖加速排電，氣功稱為順氣。感知效果不佳時，可以雙手加上雙腳排放正電，出現加成效應而增強感知練習，當然身體不好或肩頸、背部緊繃，就不容易練習了。

有了順氣、逆氣的感知，就可以用同樣的方法感知食物是不是過敏原，好的食物會順氣，不好的食物會逆氣，特別是加工食品與含有農藥的食材，往往會明顯產生逆氣，還是敬而遠之較好。

4. 頭薦骨律動測試

臺灣有愈來愈多醫療人員採用頭薦骨律動治

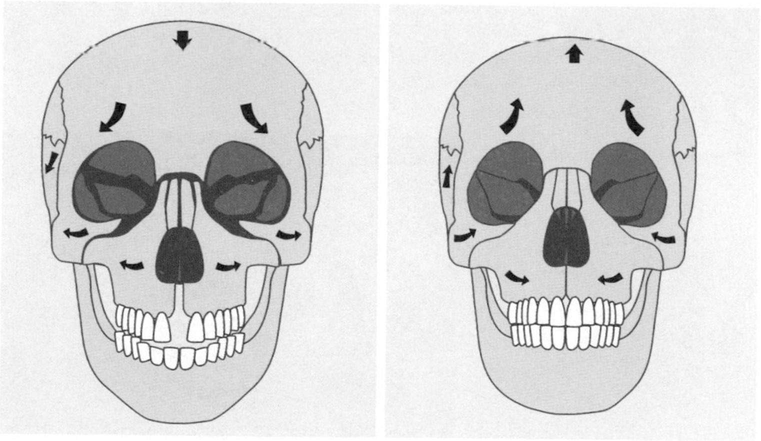

圖 8-13　頭薦骨律動示意圖

療輔助檢測過敏原，請參考《矯正可以不拔牙》書中的介紹。當對病人會產生過敏反應的過敏原接近身體，可以明顯感覺到頭顱骨的律動發生變化，使頭顱扭曲，過敏原拿開後，病人的頭顱律動又恢復正常，這和長短腳檢測有異曲同工之妙，只是長短腳測試可能只是神經肌肉的影響，頭顱骨律動的改變就牽扯到頭顱型態和大腦功能的改變，過敏反應的機制真的遠遠超過目前醫學的認知。

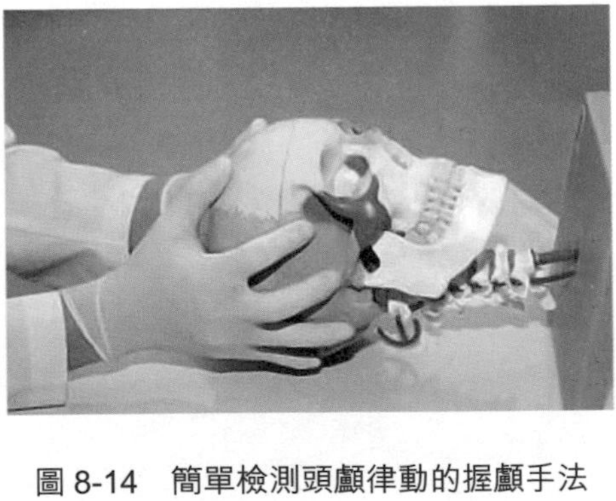

圖 8-14　簡單檢測頭顱律動的握顱手法

如何減少過敏原反應？

1. 少吃會引發過敏的食物

要減少過敏反應，食材和水果最好選擇在地生產的，盡量少吃進口食材，我們居住環境生長不出的食材，也許就不適合我們。臺灣以稻米為主食，就不要把以麵粉製作的麵包當主食，更何況麵包是點心，淺嘗即可，大量食用，勢必會危害身體健康，得不償失。

知名骨科醫師蔡凱宙醫師說以前臺灣人主要吃米飯，不過隨著飲食日漸西化，二十年來米的消耗量減少了一半，多半被小麥製成的「麵食」取代，而小麥含有「麩質」，容易造成腸胃道發炎，最常見的疾病就是胃食道逆流。

常見過敏原與國人過敏食物排行

常見過敏原	國人十大過敏食物	國人五大過敏蔬菜	國人五大過敏水果
牛奶	蛋白	竹筍	奇異果
麵粉	小麥	青椒	櫻桃
蛋	花生	芋頭	鳳梨
農藥	螃蟹	四季豆	葡萄柚
黴菌	蜂蜜	蘆筍	香蕉
加工食品	牛奶		
高油	奇異果		
高鹽	杏仁		
高糖	牡蠣		
	芝麻		

資料來源：聯安診所、劉怡里營養師、聯合報

如果一定要攝取可能造成身體過敏的食物，也可以用比較天然、健康的食材取代，像是早餐的三明治，裡面有不少奶、蛋、麵粉與糖分，**可以多放一些有機或對身體有益的食材**，例如黑糖或天然有機食材，就是改善過敏影響的簡單方法。

2. 祈福減敏

給予祝福是簡單、有效降低食物對身體造成過敏傷害的方法，很多宗教都會在飯前禱告與祈福，感謝食物、造物主、家人與自己，與此有異曲同工之妙。進食之前，可以進行以下三個步驟：

(1)用手抓取食物負能量並丟棄於一旁。

(2)用意念想像陽光照射在食物上，或想像父母的愛、世界和平、造物主的愛等降臨到食物上。

(3)感謝與祝福食物。

經過祈福減敏三步驟，再用O環測試，可以發現食材對於身體的負面影響不見了，非常神奇。其實，意念就是電，好的意念就是負電，愈多好的意念到食材上，讓食材帶有愈多負電，對身體愈有利。只是不好的食材仍然要少吃，不要誤以為祈福減敏可以解決一切問題，吃太多不健康食物，身體還是會受傷害。

3. 順勢醫學

順勢醫學的原理有點類似疫苗，透過特定稀釋的方式，用劑量較少的過敏原製作成簡單的順勢醫學藥劑，讓身體產生抗體。身體只要拿著或放著順勢藥劑，這時食用過敏原就不會有過敏反應，但是當身體沒有這些順勢藥劑時，就會產生過敏反應，這是與疫苗原理不一樣的地方。

以我為例，一喝咖啡就不用睡覺了，腸胃馬上收縮不適，這些都算是神經系統對咖啡的過敏反應。除了不要喝咖啡，也可以做一些針對咖啡的順勢藥劑，用開水稀釋沒有添加物的咖啡，咖啡與水的比例約一：九，放進寶特瓶中用力振盪一百次以上，稀釋十倍的量稱為「勢強一（D1）」（做一次十倍稀釋的意思）。

接著拿著稀釋的咖啡與尚未被稀釋的咖啡一起做O環測試，O環應該還是會被打開。如果連續稀釋六次（即十的六次方的概念），稱為「勢強六（D6）」，大約就是咖啡的順勢藥劑（勢強愈大效果愈顯著），因為大量稀釋，濃度愈低，藥效愈好。無論是O環檢測交感神經，或是手指著翳風穴檢測副交感神經，都打不開O環，顯然順勢藥劑不僅讓交感神經不對咖啡

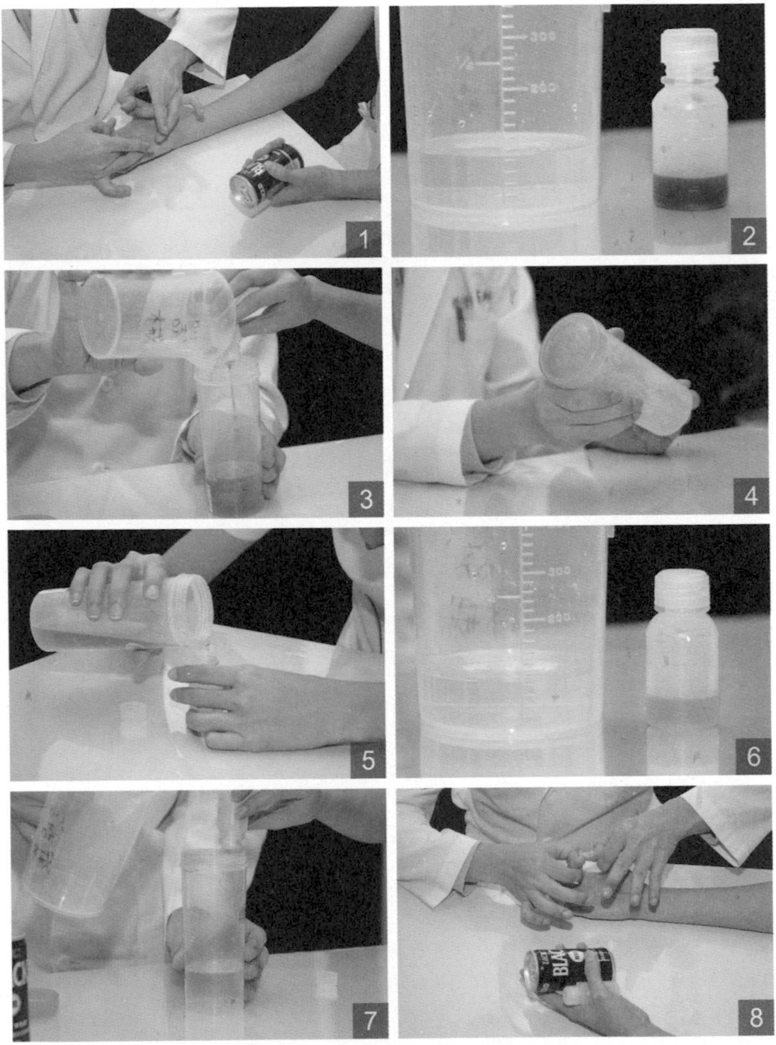

圖 8-15　製作咖啡順勢藥劑，並進行O環檢測。

產生過敏反應，也表示副交感神經讓身體有能力代謝掉咖啡可能的傷害。

臨床上為了節省製作脫敏順勢藥劑的時間，國外有特別的轉換盒，可以透過O環或臂力測試，向順勢醫學廠商詢問檢測要脫過敏的食材需要多少勢強，才能成為相對應的脫敏順勢藥劑，再把食材放進轉換盒，透過物理原理產生相對應頻率或是反頻率的順勢藥劑，省去慢慢製作的過程，又快又有效。

轉換盒

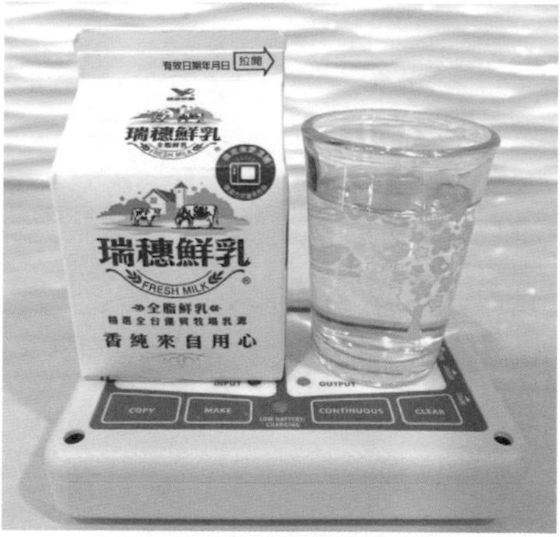

圖 8-16　可以藉由特殊的轉換盒，將食物的頻率轉換到杯子的水中，甚至可以產生相反頻率，成為順勢藥劑，放在身上減少過敏食物的負面影響。

4. 南氏去敏法與自律反應檢測

進階的過敏檢測與脫敏技術有兩種，分別是前面提到的南氏去敏法，以及自律反應檢測，兩種都是透過臂力測試，搭配傳統中醫十二條經絡特定穴位的特別功能，讓身體的特定穴位接觸過敏原，再用特定的治療流程，讓身體對過敏原產生防禦能力，同時讓身體的交感與副交感神經肌力都產生有力的檢測結果，而且治療成效長達半年以上。

李嗣涔教授在《科學氣功》書中一再提及南氏去敏法的神奇妙用。至於自律神經反應檢測發明人克林哈德醫師在美國是怪病治療大師，目前在臺灣執行自律神經反應檢測的王偉全醫師將在後面詳細為讀者說明（請見第二五一頁）。

恢復身體自我感知功能

人體對過敏原是自發性反應，而且不需要食用就會影響，影響的層次從血液、神經肌肉到全身骨骼，遠遠超過傳統的認知，反過來說，我們都不需要這些檢測，既然身體的變動廣泛且全面，任何不好的食材或物品接近身體，都會有感知，只是吃了太多不該吃的食物、喝了太多不該喝的飲料、身體過度勞累而產生過多正電，以及身心都必須應對整個社會的異常，身體自然失去自我感知的功能。

專科醫師這麼說

食物過敏會擋住人體光子場

長安醫院復健科主任　王偉全醫師

曾有一位全身疼痛二十餘年、被診斷「纖維肌痛症」的女士，我懷疑她的症狀和食物過敏有關，檢測後果然發現對乳製品、奇異果等水果嚴重過敏，這十幾年來，她為了養生，每天都吃一碗「奇異果優格」。另一位老太太則是類風溼性關節炎、纖維肌痛症，每個月僅排便一次，從X光照發現滿肚子大便，回堵到小腸，二百二十四項食物過敏原檢測結果是對什麼都過敏，判定為嚴重的腸漏症。

如果過敏反應是皮膚會癢，很容易就能察覺，若發生在肌肉骨骼、關節、腦呢？許多「亞臨床」的風溼免疫疾病都與過敏原有關，甚至著名醫學期刊《刺絡針》也提到「無麩質飲食」可大幅改善類風溼性關節炎的研究。

為病痛所苦的人們常看遍中、西醫，接受各種治療，買一堆保健食品，殊不知當你一邊加油前進，又一邊踩煞車，毒素、過敏原、壓力、姿勢不良等都不斷在傷害身體。排除性飲食（elimination diet）是基本的治療方式，消化道痊癒飲食（GAPS）更是讓自閉症、過動症等小朋友移除過敏原的方法。放開煞車，才能昂首前進！

「ART自律反應測試」是怪病大師克林哈德醫師窮畢生之力整理出來的一套評估系統。主要理論是人體的生物光子場 (biophoton field) 應能夠全面釋放，任何光子場的歪斜或縮小，必有其因。

克林哈德醫師把導致身體失能的原因歸納成「七大因子」，其中一項是「食物不耐或過

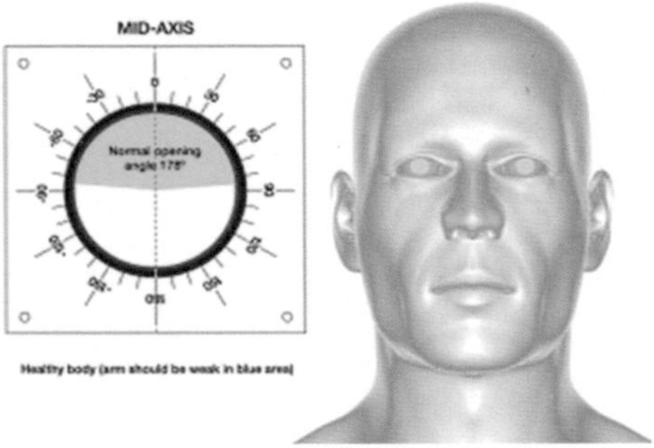

圖 8-17　正常的光子場，開放角度約 178 度。

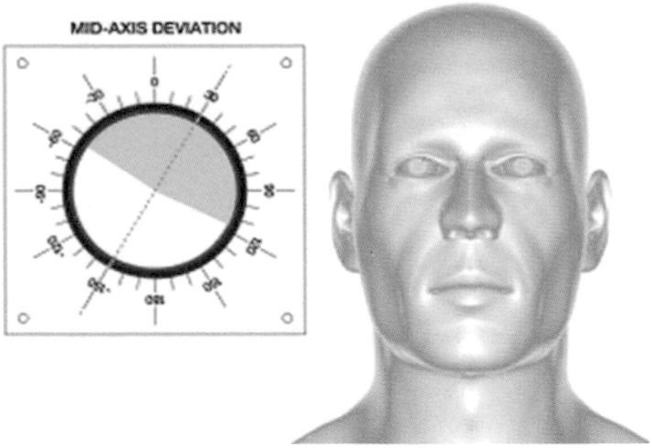

圖 8-18　光子場歪斜，向左偏移 30 度。

敏」，這可能會造成光子場的歪斜或縮小，甚至擋住所有光芒。運用「ART自律反應測試」，可以找出阻擋光子場的各個因素，當然也包括各種食物。

方法很簡單，可以透過「能量測試瓶」(nosodes)、冷凍乾燥食物，或直接拿懷疑是過敏原的食物來測試，判斷是否破壞或阻擋光子場。找出問題後，較為正統的西醫治療方式是「排除飲食＋4R療程」；但南氏去敏療法、低劑量免疫療法(LDI)、雷射能量排毒(LED)也是新興的療法，ART自律反應測試甚至可以測試哪種方法最適合你。

過敏原似乎最喜歡影響腸道、關節、腦、神經，以及影響免疫功能導致各種奇怪症狀。有人問為什麼會被過敏原影響？或問為什麼影響在這個器官？大環境改變、電磁波、基因、氏族、病毒、重金屬、情緒靈性等都有可能。這些更深層的因素就需要靠ART進一步挖掘，不是一次就能看到。遇到上述治療效果略差者，應試圖找出深層原因並加以處理，便能獲得改善。

專科醫師這麼說

防患過敏性鼻炎，首重涵養體內正氣

臺北市立聯合醫院仁愛院區中醫科　周暉哲醫師

許多小朋友在季節交替或接觸到環境中的過敏原時，發生鼻塞、噴嚏、眼睛癢等症狀，深受過敏性鼻炎的困擾，不但影響睡眠，也會造成注意力降低及學習效果欠佳等問題。

小朋友疾病的重要病因和誘發因素，在中醫可粗略分為來自外在邪氣及內在臟腑的功能不佳。《黃帝內經》中說：「正氣存內，邪不可干，邪之所湊，其氣必虛。」當外在邪氣侵襲人體，只要我們的正氣充足則足以抵抗，生理機能便不會受到不良的影響。一旦臟腑機能失常，正氣化生不足，則容易遭受邪干擾，進而影響臟腑經絡，產生相應的病理症狀。

鼻是肺對外的孔竅，鼻為肺之門戶。鼻炎多是來自外邪的引動。在治療鼻病時，必須區分是新病或宿疾；新病一般非寒即熱，久則常發生變症，有的由寒變熱，有的由熱轉虛，出現臟腑的虛損等，並非單一方藥可以解決。以下分別討論：

外感邪氣：「風、寒、暑、溼、燥、火」中醫稱為「六淫」。與鼻炎較相關者為風寒與風熱。中醫認為「肺主皮毛」，故肺（不等同西醫所說的「肺」）同時具有掌管皮膚出汗、溫度調控、皮表張力等功能。風寒束於皮表可導致肺氣無法宣發，造成毛孔及排汗的功能調控失常而無法出汗散熱。風寒襲肺則可產生鼻塞、噴嚏、流清涕等症狀。若因風熱犯肺，則有鼻黏膜充血、鼻塞、鼻流黃涕，並可伴有發燒頭痛、咽乾喉痛等。

臟腑失調：在中醫理論中，小朋友的生理病理特質與成人不太一樣。明代兒科名醫萬全提出了「三有餘，四不足」，即小兒「陽常有餘，陰常不足」、「心肝常有餘，肺脾腎常不足」，因此，當外邪侵擾肺相關系統日久不癒，容易衍生出如肺經鬱熱、肺腎陰虛、燥熱傷肺、脾肺氣虛、腎虛肺寒等多種不同的中醫診斷。例如小朋友嗜飲冷飲或吃冰，造成原本未完全成熟的脾胃功能變得更差，依五行概念，脾土不生肺金，脾氣一虛，肺氣先絕，造成肺氣無法衛外固表，便易受寒邪侵襲而出現一系列症狀。

當中醫在處理鼻病時，必須考量病之舊新、外邪之類型、臟腑之盛衰、陰陽之平調，更重要的是防患於未然。在病未發或未甚之際，趨吉避凶，減少與外邪的接觸，同時維持臟腑氣機暢達，陰陽平和，以涵養體內正氣以抗邪，方能減輕鼻病症狀，甚而根除。疾病變化複雜，相對地，也不會有單一特效藥，不應迷信單一偏方。

後記

走過漫長的艱辛路——從牙齒診療到促進上呼吸道健康

二〇一九年，由 Alexander N 等人發表的一篇研究報告，提到一對雙胞胎小兒患有打鼾、扁桃體腫大和白天過度嗜睡等症狀被長期忽略，一位牙醫師注意到他們有中臉部發育不良等症狀，轉介至睡眠中心發現兩個孩子分別有每小時七十四次與十六次的嚴重睡眠呼吸中止，耳鼻喉科醫師給予正壓連續呼吸器與切除腺樣體和扁桃腺，同時搭配牙科醫師協助擴張牙床的跨科治療，以及語言治療師進行口咽肌肉功能訓練，加上語言病理學家的肌功能康復治療，讓這對雙胞胎睡眠呼吸中止次數降到每小時一到兩次[1]。

可見，小朋友的上呼吸道問題導致用口呼吸與睡覺打鼾，進而影響身體健康的議題，已成為各個醫療專科逐漸重視的關鍵課題，而每天最常與孩子相處及互動的家長與老師，如果具有相當的知識，能夠敏銳的覺察，相信可以大大提高早期預防與治療的機會，如果政府可以在這方面投入資金搭配研究單位做大規模篩檢，甚至支援症狀嚴重的孩子做治療，更可大幅減輕未來可觀的醫療資源。

當初會一頭栽進上呼吸道的研究，就是發現小朋友嚴重打鼾會造成腦部的傷害，在生長發育的階段，負責記憶的海馬迴與負責思考的大腦灰質，如果缺氧就會發育不足，造成注意力不集中與過動等問題，而年老後細胞失去再生能力，這時負責記憶與思考的腦區就會萎縮，出現許多世紀性疾病，例如阿茲罕默症等嚴重而難解的失智問題，以及中風與三高（高血壓、高血糖與高血脂），甚至社會上愈來愈多憂鬱自殺的現象，都與睡眠呼吸中止症息息相關。沒有人敢否認這些注意力不集中與過動的孩子，未來可能就是失智的高危險群，而目前全世界都積極投入失智的預防，也許從小照顧好孩子的上呼吸道健康，才是重要的方向。

從小兒阻塞型睡眠呼吸中止症的牙科診療，切入到上呼吸道健康，主要是期望跳脫傳統治療的窠臼，除了整理最新學術研究的成果，也商請業界醫師提出專業觀點，避免一言堂的說法。脫敏治療的內容甚至已非傳統醫學的範疇，卻是現今世界各地風起雲湧的疾病診治方法，儘管有些另類醫學的做法感覺有點形而上，我盡量透過物理學的方式解說，雖然很多地方仍有疑慮，就當作拋磚引玉，讓民眾與醫療人員認識這些已有學術基礎的另類醫學。

本書從教養過程的飲食精緻化談到舌頭功能低下；從舌頭與咀嚼肌力弱化談到孩童口顎顏面的發育不足，也一直強調鼻道與咽喉氣道等上呼吸道受到壓迫，是因為沒有足夠空間發揮正常功能，所以需要臉部與嘴唇的肌肉、肺部或腹式呼吸的方式，以及身體的筋膜與相對姿勢的改變來協助改正這些錯誤，都會對健康造成極大的影響。因此，從小的餵養到口顎顏面系統的正常發育，是很重要的關鍵，這些都是從很小的問題累積而成，未來不僅需要病人改變觀念，也期望更多醫療人員願意參與相關的研究與診療。

我的想法與做法可說是挑戰傳統，常常為了患者的健康，不惜花時間教育病人最新的醫學觀念。因為自己能做的實在太有限，希望患者可以有所警覺，好好照顧自己的身體，不要常找醫生，所以被視為怪牙醫師。

「以病人上呼吸道健康為優先」的牙科診療觀念與做法並非主流，推廣實屬不易，於是決定進陽明大學腦科學研究所進修，希望提出更有說服力的研究與證據，讓臺灣的牙科不只是牙科，甚至也能做出一些領先國際的研究。

書中提到的許多想法，我都盡可能加入相關學術論證或研究報告，期望提供更多有依據的治療資訊給民眾與醫療人員參考。合理的推論與驗證、辯證，一直是全世界醫療與研究人員共同的指標，很高興有許多人和我一樣埋頭研究，雖然我推廣「矯正不拔牙」多年，仍難以撼動傳統矯正醫師的治療觀點，但是隨著愈來愈多醫師參與我擴張牙床的專業演講，顯然愈來愈多醫師發現治療多樣性有助於取代傳統拔牙矯正的思維。

若本書能夠對社會或醫療界發揮一點貢獻或影響力，就足以讓我感到欣慰，無論如何我都會繼續努力，也希望社會大眾繼續支持。

引用論文及出處：

第一章

1. 中華牙醫學會訊 255 期 P.46-P62

2. Collado MC[1,2] et al.
   Dysbiosis in Snoring Children: an Interlink to Comorbidities?
   J Pediatr Gastroenterol Nutr. 2018 Oct 4. doi: 10.1097/MPG.0000000000002161. [Epub ahead of print]

3. Chng SY[1] et al.
   Snoring and atopic disease: a strong association.
   Pediatr Pulmonol. 2004 Sep;38(3):210-6.

4. Hu JM[1,2,3] et al.
   Association between obstructive sleep apnea and atopic dermatitis in children: A nationwide, population-based cohort study.
   Pediatr Allergy Immunol. 2018 May;29(3):260-266. doi: 10.1111/pai.12853. Epub 2018 Jan 31.

   Tsai JD[1,2] et al.
   Association between allergic disease, sleep-disordered breathing, and childhood nocturnal enuresis: a population-based case-control study.
   Pediatr Nephrol. 2017 Dec;32(12):2293-2301. doi: 10.1007/s00467-017-3750-0. Epub 2017 Jul 22.

   Johnston J[1] et al.
   Clinical characteristics of obstructive sleep apnea versus infectious adenotonsillar hyperplasia in children.
   Int J Pediatr Otorhinolaryngol. 2019 Jan;116:177-180. doi: 10.1016/j.ijporl.2018.11.004. Epub 2018 Nov 3.

   Robison JG[1] et al.
   Increased eustachian tube dysfunction in infants with obstructive sleep apnea.
   Laryngoscope. 2012 May;122(5):1170-7. doi: 10.1002/lary.22473. Epub 2012 Feb 16.

   Gozal D[1] et al.
   Prevalence of recurrent otitis media in habitually snoring school-aged children.
   Sleep Med. 2008 Jul;9(5):549-54. Epub 2007 Oct 24.

5. Wong E[1] et al.
The multi-level impact of chronic intermittent hypoxia on central auditory processing.
Neuroimage. 2017 Aug 1;156:232-239. doi: 10.1016/j.neuroimage.2017.05.036. Epub 2017 May 19.

6. Ye H[1] et al.
Evaluation of retinal vasculature before and after treatment of children with obstructive sleep apnea-hypopnea syndrome by optical coherence tomography angiography.
Graefes Arch Clin Exp Ophthalmol. 2018 Dec 12. doi: 10.1007/s00417-018-04207-9. [Epub ahead of print]

7. Guo XF[1] et al.
[Effect of obstructive sleep apnea hypoxia on learning memory capacity after cerebral ischemia-reperfusion in rats].
[Article in Chinese]
Zhonghua Er Bi Yan Hou Tou Jing Wai Ke Za Zhi. 2016 Apr 7;51(4):282-5. doi: 10.3760/cma.j.issn.1673-0860.2016.04.008.

8. Philby MF[1] et al.
Reduced Regional Grey Matter Volumes in Pediatric Obstructive Sleep Apnea.
Sci Rep. 2017 Mar 17;7:44566. doi: 10.1038/srep44566.

9. Palomares JA[1] et al.
Water Exchange across the Blood-Brain Barrier in Obstructive Sleep Apnea: An MRI Diffusion-Weighted Pseudo-Continuous Arterial Spin Labeling Study.
J Neuroimaging. 2015 Nov-Dec;25(6):900-5. doi: 10.1111/jon.12288. Epub 2015 Aug 29.

10. Hilda Torre[1] et al.
Changes in nasal air flow and school grades after rapid maxillary expansion in oral breathing children
Med Oral Patol Oral Cir Bucal. 2012 Sep; 17(5): e865–e870.
Published online 2012 Feb 9. doi: 10.4317/medoral.17810

第二章

1. **[2][Principles and practice of pediatric sleep medicine 2014]**

2. Huang YS（黃玉書） et al.
Pediatric Obstructive Sleep Apnea: Where Do We Stand?
小兒阻塞性睡眠呼吸中止症治療：我們站在什麼位置？

Adv Otorhinolaryngol. 2017;80:136-144

3. Morais-Almeida M[1] et al.
Growth and mouth breathers.
J Pediatr (Rio J). 2019 Jan 3. pii: S0021-7557(18)31065-9. doi: 10.1016/j.jped.2018.11.005. [Epub ahead of print]

4. Bonuck KA[1] et al.
Growth and growth biomarker changes after adenotonsillectomy: systematic review and meta-analysis.
Arch Dis Child. 2009 Feb;94(2):83-91. doi: 10.1136/adc.2008.141192. Epub 2008 Aug 6.

5. Jabbari Moghaddam Y[1] et al.
Does adenotonsillectomy alter IGF-1 and ghrelin serum levels in children with adenotonsillar hypertrophy and failure to thrive? A prospective study.
Int J Pediatr Otorhinolaryngol. 2013 Sep;77(9):1541-4. doi: 10.1016/j.ijporl.2013.06.029. Epub 2013 Jul 29.

6. Flores-Mir C[1] et al.
Craniofacial morphological characteristics in children with obstructive sleep apnea syndrome: a systematic review and meta-analysis.
J Am Dent Assoc. 2013 Mar;144(3):269-77.

7. Bhatia S[1] et al.
Effect of retraction of anterior teeth on pharyngeal airway and hyoid bone position in Class I bimaxillary dentoalveolar protrusion.
Med J Armed Forces India. 2016 Dec;72(Suppl 1):S17-S23.

   Haddad S[1] et al.
   Effect of dental arch length decrease during orthodontic treatment in the upper airway development.
   A review. Orthod Fr. 2017 Mar;88(1):25- 33.

   Rohra AK Jr[1] et al.
   Sleep disordered breathing in children seeking orthodontic care.
   Am J Orthod Dentofacial Orthop. 2018 Jul;154(1):65-71.

第三章

1. Montgomery-Downs HE[1] et al.
Infant-feeding methods and childhood sleep-disordered breathing.
Pediatrics. 2007 Nov;120(5):1030-5.

2. Brew BK[1] et al.
Breastfeeding and snoring: a birth cohort study.
PLoS One. 2014 Jan 8;9(1):e84956. doi: 10.1371/journal.pone.0084956. eCollection 2014.

3. Xiaoxian Chen et al.
Effects of breast-feeding duration, bottle-feeding duration and non-nutritive sucking habits on the occlusal characteristics of primary dentition
BMC Pediatr. 2015; 15: 46. Published online 2015 Apr 21. doi: 10.1186/s12887-015-0364-1

4. Carrascoza KC[1] et al.
Consequences of bottle-feeding to the oral facial development of initially breastfed children.
J Pediatr (Rio J). 2006 Sep-Oct;82(5):395-7. Epub 2006 Sep 21.

5. Stolovitz P[1] et al.
Circumoral movements in response to three different food textures in children 6 months to 2 years of age.
Dysphagia. 1991;6(1):17-25.

6. Perkin MR[1] et al.
Association of Early Introduction of Solids With Infant Sleep: A Secondary Analysis of a Randomized Clinical Trial.
JAMA Pediatr. 2018 Aug 6;172(8):e180739. doi: 10.1001/jamapediatrics.2018.0739. Epub 2018 Aug 6.

7. Ryan TM[1] et al.
Gracility of the modern Homo sapiens skeleton is the result of decreased biomechanical loading.
Proc Natl Acad Sci U S A. 2015 Jan 13;112(2):372-7. doi: 10.1073/pnas.1418646112. Epub 2014 Dec 22.

8. Grippaudo C[1] et al.
Association between oral habits, mouth breathing and malocclusion.
Acta Otorhinolaryngol Ital. 2016 Oct;36(5):386-394. doi: 10.14639/0392-100X-770.

第四章

1. Huang TW[1] et al.
Novel porous oral patches for patients with mild obstructive sleep apnea and mouth breathing: a pilot study.
Otolaryngol Head Neck Surg. 2015 Feb;152(2):369-73. doi: 10.1177/0194599814559383. Epub 2014 Dec 1.

2. Nagaiwa M[1] et al.
The effect of mouth breathing on chewing efficiency.
Angle Orthod. 2016 Mar;86(2):227-34. doi: 10.2319/020115-80.1. Epub 2015 Jul 29.

Al Ali A[1] et al.
The influence of snoring, mouth breathing and apnoea on facial morphology in late childhood: a three-dimensional study.
BMJ Open. 2015 Sep 8;5(9):e009027. doi: 10.1136/bmjopen-2015-009027.

Becking BE[1,2] et al.
Impact of adenotonsillectomy on the dentofacial development of obstructed children: a systematic review and meta-analysis.
Eur J Orthod. 2017 Oct 1;39(5):509-518. doi: 10.1093/ejo/cjx005.

Neiva PD[1] et al.
The effect of adenotonsillectomy on the position of head, cervical and thoracic spine and scapular girdle of mouth breathing children.
Int J Pediatr Otorhinolaryngol. 2018 Apr;107:101-106. doi: 10.1016/j.ijporl.2018.01.033. Epub 2018 Jan 31.

Kukwa W[1] et al.
Prevalence of upper respiratory tract infections in habitually snoring and mouth breathing children.
Int J Pediatr Otorhinolaryngol. 2018 Apr;107:37-41. doi: 10.1016/j.ijporl.2018.01.022. Epub 2018 Jan 31.

Fraga WS[1] et al.
Mouth breathing in children and its impact in dental malocclusion: a systematic review of observational studies.
Minerva Stomatol. 2018 Jun;67(3):129-138. doi: 10.23736/S0026-4970.18.04015-3.

Azevedo ND[1] et al.
Tongue pressure measurement in children with mouth-breathing behaviour.
J Oral Rehabil. 2018 Aug;45(8):612-617. doi: 10.1111/joor.12653. Epub 2018 Jun 10.

3. Harvold EP et al.
Primate experiments on oral respiration.
Am J Orthod. 1981 Apr;79(4):359-72.

4. Jefferson Y.
Mouth breathing: adverse effects on facial growth, health, academics, and behavior.
Gen Dent. 2010 Jan-Feb;58(1):18-25; quiz 26-7, 79-80.

Juliano ML[1] et al.
Mouth breathing children have cephalometric patterns similar to those of adult patients with obstructive sleep apnea syndrome.
Arq Neuropsiquiatr. 2009 Sep;67(3B):860-5.

Kim EJ[1] et al.
The impacts of open-mouth breathing on upper airway space in obstructive sleep apnea: 3-D MDCT analysis.
Eur Arch Otorhinolaryngol. 2011 Apr;268(4):533-9. doi: 10.1007/s00405-010-1397-6. Epub 2010 Oct 19.

5. Kukwa W[1] et al.
Prevalence of upper respiratory tract infections in habitually snoring and mouth breathing children.
Int J Pediatr Otorhinolaryngol. 2018 Apr;107:37-41. doi: 10.1016/j.ijporl.2018.01.022. Epub 2018 Jan 31.

6. Pacheco MC[1] et al.
Guidelines proposal for clinical recognition of mouth breathing children.
Dental Press J Orthod. 2015 Jul-Aug;20(4):39-44. doi: 10.1590/2176-9451.20.4.039-044.oar.

7. Morais-Almeida M[1] et al.
Growth and mouth breathers.
J Pediatr (Rio J). 2019 Jan 3. pii: S0021-7557(18)31065-9. doi: 10.1016/j.jped.2018.11.005. [Epub ahead of print]

8. Izuhara Y[1] et al.
Mouth breathing, another risk factor for asthma: the Nagahama Study.
Allergy. 2016 Jul;71(7):1031-6. doi: 10.1111/all.12885. Epub 2016 Apr 1.

9. Turkalj M[1] et al.
The effect of mouth breathing on exercise induced fall in lung function in children with allergic asthma and rhinitis.
Int J Pediatr Otorhinolaryngol. 2016 Jul;86:53-6. doi: 10.1016/j.ijporl.2016.04.020. Epub 2016 Apr 19.

10. Lione R[1] et al.
Palatal surface and volume in mouth-breathing subjects evaluated with three-dimensional analysis of digital dental casts-a controlled study.
Eur J Orthod. 2015 Feb;37(1):101-4. doi: 10.1093/ejo/cju018. Epub 2014 Jul 12.

Lione R[1] et al.
Evaluation of maxillary arch dimensions and palatal morphology in mouth-breathing children by using digital dental casts.
Int J Pediatr Otorhinolaryngol. 2014 Jan;78(1):91-5. doi: 10.1016/j.ijporl.2013.09.028. Epub 2013 Nov 14.

11. Petraccone Caixeta AC[1] et al.
Dental arch dimensional changes after adenotonsillectomy in prepubertal children.
Am J Orthod Dentofacial Orthop. 2014 Apr;145(4):461-8. doi: 10.1016/j.ajodo.2013.12.018.

12. Choi JE[1] et al.
Intraoral pH and temperature during sleep with and without mouth breathing.
J Oral Rehabil. 2016 May;43(5):356-63. doi: 10.1111/joor.12372. Epub 2015 Dec 15.

Kaur M[1] et al.
Influence of mouth breathing on outcome of scaling and root planing in chronic periodontitis.
BDJ Open. 2018 Nov 9;4:17039. doi: 10.1038/s41405-018-0007-3. eCollection 2018.

13. Zornitsa Valcheva[1] et al.
THE ROLE OF MOUTH BREATHING ON DENTITION DEVELOPMENT AND FORMATION
J of IMAB. 2018 Jan-Mar;24(1):1878-1882

Vieira BB[1] et al.
Influence of adenotonsillectomy on hard palate dimensions.
Int J Pediatr Otorhinolaryngol. 2012 Aug;76(8):1140-4. doi: 10.1016/j.ijporl.2012.04.019. Epub 2012 May 21.

Galeotti A[1] et al.
Prevalence of malocclusion in children with obstructive sleep apnoea.
Orthod Craniofac Res. 2018 Nov;21(4):242-247. doi: 10.1111/ocr.12242. Epub 2018 Sep 6.

14. Huang TW[1] et al.
Novel porous oral patches for patients with mild obstructive sleep apnea and mouth breathing: a pilot study.
Otolaryngol Head Neck Surg. 2015 Feb;152(2):369-73. doi: 10.1177/0194599814559383. Epub 2014 Dec 1.

第五章

1. Badreddine FR[1] et al.
   Short-term evaluation of tegumentary changes of the nose in oral breathers undergoing rapid maxillary expansion.
   Braz J Otorhinolaryngol. 2018 Jul - Aug;84(4):478-485. doi: 10.1016/j.bjorl.2017.05.010. Epub 2017 Jun 26.

   Di Vece L, Doldo T et al.
   Rhinofibroscopic and Rhinomanometric Evaluation of Patients with Maxillary Contraction Treated with Rapid Maxillary Expansion. A Prospective Pilot Study.
   J Clin Pediatr Dent. 2018;42(1):27-31. doi: 10.17796/1053-4628-42.1.5.

   Cappellette M Jr[1] et al.
   Skeletal effects of RME in the transverse and vertical dimensions of the nasal cavity in mouth-breathing growing children.
   Dental Press J Orthod. 2017 Jul-Aug;22(4):61-69. doi: 10.1590/2177-6709.22.4.061-069.oar.

   骨釘式上頜骨擴張裝置臨床案例

   骨釘式上頜骨擴張裝置臨床論文

2. https://www.facebook.com/kjetilTOR

   頸靜脈壓迫而狹窄會影響頭部血液回流，進而影響頭頸部功能

3. Deeb R[1] et al.
   Snoring and carotid artery disease: A new risk factor emerges.
   Laryngoscope. 2019 Jan;129(1):265-268. doi: 10.1002/lary.27314. Epub 2018 Sep 8.

4. Kontos A[1,2] et al.

Ascending aortic blood flow velocity is increased in children with primary snoring/mild sleep-disordered breathing and associated with an increase in CD8 + T cells expressinα TNFa and IFNγ.

Heart Vessels. 2018 May;33(5):537-548. doi: 10.1007/s00380-017-1090-4. Epub 2017 Nov 22.

5. Wszedybyl-Winklewska M[1] et al.

Central sympathetic nervous system reinforcement in obstructive sleep apnoea.

Sleep Med Rev. 2018 Jun;39:143-154. doi: 10.1016/j.smrv.2017.08.006. Epub 2017 Sep 9.

6. Lopes MC[1,2] et al.

Reduction in Parasympathetic Tone During Sleep in Children With Habitual Snoring.

Front Neurosci. 2019 Jan 10;12:997. doi: 10.3389/fnins.2018.00997. eCollection 2018.

7. James GA et al.

Cranial strains and malocclusion: a rationale for a new diagnostic and treatment approach.
Int J Orthod Milwaukee. 2005 Summer;16(2):25-9.

8. 中華牙醫學會訊 255 期 P.46-P62

第六章

1. Yoon AJ[1] et al.
Ankyloglossia as a risk factor for maxillary hypoplasia and soft palate elongation: A functional - morphological study.
Orthod Craniofac Res. 2017 Nov;20(4):237-244. doi: 10.1111/ocr.12206. Epub 2017 Oct 10.

Pompéia LE[1] et al.
ANKYLOGLOSSIA AND ITS INFLUENCE ON GROWTH AND DEVELOPMENT OF THE STOMATOGNATHIC SYSTEM.
Rev Paul Pediatr. 2017 Apr-Jun;35(2):216-221. doi: 10.1590/1984-0462/;2017;35;2;00016.

Tsaousoglou P

Diagnosis and treatment of ankyloglossia: A narrative review and a report of three cases.
Quintessence Int. 2016;47(6):523-34. doi: 10.3290/j.qi.a36027.

Vaz AC[1] et al.
Lingual frenulum and malocclusion: An overlooked tissue or a minor issue.
Indian J Dent Res. 2015 Sep-Oct;26(5):488-92. doi: 10.4103/0970-9290.172044.

2. Olivi G[1] et al.
Lingual frenectomy: functional evaluation and new therapeutical approach.
Eur J Paediatr Dent. 2012 Jun;13(2):101-6.

Yu-Shu Huang[1] et al.
Short Lingual Frenulum and Obstructive Sleep Apnea in Children

3. Tsaousoglou P et al.
Diagnosis and treatment of ankyloglossia: A narrative review and a report of three cases.
Quintessence Int. 2016;47(6):523-34. doi: 10.3290/j.qi.a36027.

Olivi G[1] et al.
Lingual frenectomy: functional evaluation and new therapeutical approach.
Eur J Paediatr Dent. 2012 Jun;13(2):101-6.

4. Rosa di Vico et al.
The acute effect of the tongue position in the mouth on knee isokinetic test performance: a highly surprising pilot study
Muscles Ligaments Tendons J. 2013 Oct-Dec; 3(4): 318–323.

5. Yoon AJ[1] et al.
Ankyloglossia as a risk factor for maxillary hypoplasia and soft palate elongation: A functional - morphological study.
Orthod Craniofac Res. 2017 Nov;20(4):237-244. doi: 10.1111/ocr.12206. Epub 2017 Oct 10.

第七章

1. Huang YS et al.
Pediatric Obstructive Sleep Apnea: Where Do We Stand?
Adv Otorhinolaryngol. 2017;80:136-144. doi: 10.1159/000470885. Epub 2017 Jul 17.

2. Stark TR et al.
Pediatric Considerations for Dental Sleep Medicine.
Sleep Med Clin. 2018 Dec; 13(4):531-548]

3. DeLong, G.F.
Habitual Mouth-Breathing and Consequent Malocclusion of the teeth.
Dental Cosmos 51(2):200-204, 1909.)

4. Dowsett, EB. Et al.
Discussion on mouth-breathing and nasal obstruction.
Royal Society, Proc R Soc Med 1932.

5. Camacho M[1,2] et al.
Rapid maxillary expansion for pediatric obstructive sleep apnea: A systematic review and meta-analysis.
Laryngoscope. 2017 Jul;127(7):1712-1719. doi: 10.1002/lary.26352. Epub 2016 Oct 31.

6. Huang YS[1] et al.
Treatment outcomes of adenotonsillectomy for children with obstructive sleep apnea: a prospective longitudinal study.
Sleep. 2014 Jan 1;37(1):71-6. doi: 10.5665/sleep.3310.

   Cohen-Levy J[1] et al.
   Persistent sleep disordered breathing after adenoidectomy and/or tonsillectomy: a long-term survey in a tertiary pediatric hospital.
   Sleep Breath. 2018 Dec;22(4):1197-1205. doi: 10.1007/s11325-018-1734-3. Epub 2018 Oct 15.

   Venekamp RP[1] et al.
   Tonsillectomy or adenotonsillectomy versus non-surgical management for obstructive sleep-disordered breathing in children.
   Cochrane Database Syst Rev. 2015 Oct 14;(10):CD011165. doi: 10.1002/14651858.CD011165.pub2.

7. Byars SG[1,2] et al.
Association of Long-Term Risk of Respiratory, Allergic, and Infectious Diseases With Removal of Adenoids and Tonsils in Childhood.
JAMA Otolaryngol Head Neck Surg. 2018 Jul 1;144(7):594-603. doi: 10.1001/jamaoto.2018.0614.

8. Zhu Y[1] et al.
Dental arch dimensional changes after adenoidectomy or tonsillectomy in children with airway obstruction: A meta-analysis and systematic review under PRISMA guidelines.
Medicine (Baltimore). 2016 Sep;95(39):e4976. doi: 10.1097/MD.0000000000004976.

9. Knappe SW[1] et al.
Mandibular positioning techniques to improve sleep quality in patients with obstructive sleep apnea: current perspectives.
Nat Sci Sleep. 2018 Feb 2;10:65-72. doi: 10.2147/NSS.S135760. eCollection 2018.

10. Mills CM[1] et al.
Posttreatment changes after successful correction of Class II malocclusions with the twin block appliance.
Am J Orthod Dentofacial Orthop. 2000 Jul;118(1):24-33.

附錄

1. 專利：
Omura; Yoshiaki(New York, NY)

後記

1. Alexander N et al.
Rapid Maxillary Expansion and Adenotonsillectomy in 9-Year-Old Twins With Pediatric Obstructive Sleep Apnea Syndrome: An Interdisciplinary Effort.
J Am Osteopath Assoc. 2019 Feb 1;119(2):126-134. doi: 10.7556/jaoa.2019.019.

CARE系列040

當心！打鼾，孩子健康拉警報：一次解決過動、過敏、睡不好

作　者—趙哲暘
文稿協力—張瑋庭、蔡佩穎
主　編—邱憶伶
責任編輯—陳映儒
行銷企劃—詹濡毓
封面設計—黃鳳君
插　圖—蔡佳君、NiuNiu Lan
內頁設計—黃雅藍

編輯顧問—李采洪
發 行 人—趙政岷
出 版 者—時報文化出版企業股份有限公司
一〇八〇三臺北市和平西路三段二四〇號三樓
發行專線—（〇二）二三〇六—六八四二
讀者服務專線—〇八〇〇—二三一—七〇五・（〇二）二三〇四—七一〇三
讀者服務傳真—（〇二）二三〇四—六八五八
郵撥—一九三四四七二四時報文化出版公司
信箱—臺北郵政七九～九九信箱
時報悅讀網—http://www.readingtimes.com.tw
電子郵件信箱—newstudy@readingtimes.com.tw
時報出版愛讀者粉絲團—https://www.facebook.com/readingtimes.2
法律顧問—理律法律事務所陳長文律師、李念祖律師
印　刷—和楹印刷有限公司
初版一刷—二〇一九年三月八日
定　價—新臺幣三八〇元
（缺頁或破損的書，請寄回更換）

時報文化出版公司成立於一九七五年，
並於一九九九年股票上櫃公開發行，於二〇〇八年脫離中時集團非屬旺中，
以「尊重智慧與創意的文化事業」為信念。

當心！打鼾，孩子健康拉警報：一次解決過動、
過敏、睡不好 / 趙哲暘著.
-- 初版. -- 臺北市 : 時報文化, 2019.03
面；　公分. -- (CARE系列 ; 40)
ISBN 978-957-13-7720-9(平裝)

1.打鼾　2.呼吸道疾病

415.472　　108001972

ISBN 978-957-13-7720-9
Printed in Taiwan